跋山涉水寻中医

杨守真　著

中国中医药出版社
·北京·

图书在版编目（CIP）数据

跋山涉水寻中医 / 杨守真著 . —北京：中国中医药出版社，2019.1
（2024.11重印）

ISBN 978 – 7 – 5132 – 5197 – 6

Ⅰ.①跋… Ⅱ.①杨… Ⅲ.①中国医药学 － 文化 － 普及读
物 Ⅳ.① R2–05

中国版本图书馆 CIP 数据核字（2018）第 218285 号

中国中医药出版社出版

北京经济技术开发区科创十三街 31 号院二区 8 号楼
邮政编码　100176
传真　010–64405721
北京盛通印刷股份有限公司印刷
各地新华书店经销

开本 880×1230　1/32　印张 11.5　字数 228 千字
2019 年 1 月第 1 版　2024 年 11 月第 4 次印刷
书号　ISBN 978 – 7 – 5132 – 5197 – 6

定价　39.80 元
网址　www.cptcm.com

服 务 热 线　010–64405510
购 书 热 线　010–89535836
维 权 打 假　010–64405753

微信服务号　zgzyycbs
微商城网址　https://kdt.im/LIdUGr
官 方 微 博　http://e.weibo.com/cptcm
天猫旗舰店网址　https://zgzyycbs.tmall.com

如有印装质量问题请与本社出版部联系（010–64405510）
版权专有　侵权必究

彭序

　　我和博文[*]的认识源于一个人，即清代乾隆年间的御医黄元御。我在罗大伦《古代的中医》一书中认识了这位教科书上谈及较少，命运多舛却不失鸿鹄之志，终成一代名医的奇人，对黄元御的钦佩和景仰也由此而生。但彼时对黄氏的学术思想知之甚少，周遭也少有可以学习探讨的门径，恰中医书友会中有人发出关于黄元御《四圣心源》的学习讲座通知，我就报了名。没想到的是给我们演讲的是一个大学尚未毕业的少年，更令我吃惊的是听到他自述已经将黄元御所有的著作看了不下三遍，这不禁令我对他刮目相看。

　　他——就是本书的作者，一位因色弱症被中医院校拒之门外，却不改初衷，矢志不渝，自学中医，四处奔波求学的青年学子。

　　这本《跋山涉水学中医》以亲切温暖的笔触记述了作者以古籍为伴，勤思苦读，跋山涉水，拜师修习，探求真知的心路历程。全书饱含了作者对传统医学的无比敬仰和对草木金石的

*注：本书作者姓名

亲切热爱，更寄托了其把治病救人与治学弘文相结合，实实在在为一方百姓做点长远而有意义的事情的远大却并不空泛的理想。

那次讲座或者说读书活动是我第一次接触黄元御的著作，说他是历代医家中最工于文辞，且阐释医理最简洁易晓者绝不为过，而《四圣心源》则是黄氏一生学术思想的高度总结。巧的是黄氏也因眼疾止步仕途弃儒从医，自学苦读而终有所悟，在我看来，本书的作者就像是一个现代版的黄元御，同样具有深厚的文化功底，同样精于文辞，巧于抒意，同样自学中医，遍览典籍。

所不同的是，黄氏已经带着乾隆帝钦赐的"妙悟岐黄"的光环长眠千古，而我们年轻的作者却正值青春年少，意气风发，踌躇满志，前途无量。我将和读者们一同期待着这位德才兼备的青年中医能始终如一，以华夏医学之广大、世态人心之治愈为愿，竟古人未竟之业。

正如他在自创的"守真堂"所铭刻之言——

承祖业济苍生不务名利守拙志不改，启轩岐穷医理探赜索隐真性情始终。

好一个"守志不改，真性始终"！

在与作者的深入交往中，我了解到博文小友自幼即聪颖好学，嗜书如命，博览群书，学问日进，尤好古籍，崇尚经典，饱受传统文化的熏陶，加之日后浸淫佛经典藏，智慧更增，思

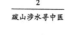

维益广，这些都为其学习中医打下了非常好的基础。

邓铁涛老先生在其研究生入学第一课时便说过，中医学习与中国传统文化密不可分，四大经典不着急看，而只有把《古文观止》看过了，看懂了，看透了，才能当作古文初级入门。对古文有一定的了解和认识才能明白中医经典医书所言之物，才能进行学习和判断。邓老推荐《古文观止》作为学习中医的入门读本，读懂此书，中医的入门学习才算刚刚开始，可见中医学习本身的门槛就很高，历代医家无不是先儒而后医。

本书的作者也曾读透了整本《古文观止》，并能背诵诸多篇章，更甚者自编文言文学习教材寄给高中母校供其参考学习，阅及四书五经，擅书文言句章。他把《医宗金鉴》作为其第一本中医学习的系统教材，读来并不费力，后又在火车上读完了《尤在泾医书》《傅青主医书》《柯琴医书》《唐容川医书》《曹颖甫医书》等偏于临床运用的书籍。他坚持每周读一本医书，至今已读完数百本，足以令中医院校的学子汗颜。按照他本人的话讲，除却《黄帝内经》等个别著作外，多数中医古籍其实就是古代的白话文，不难读懂，读古书就是在与古人对话，只有站到古人的立场去理解他们写的书，才能更好地理解文中之意。

"众里寻他千百度，蓦然回首，那人却在灯火阑珊处"，挑灯夜读，怀着一颗虚静的心与古人交流，必能有所领悟。

《御纂医宗金鉴》1749 年被定为清代太医院医学教育的教科书，并逐步成为全国医学教与学的必读书、准绳，"为师者必

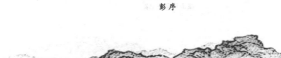

由是而教，为弟子者必由是而学"，影响巨大。反观现在的中医教材，为了方便学习和阅读，都是用现代文编就，不能说这些教材一无是处，但如果学习中医仅仅只是捧着这些现代教材那是绝对不够的，在课堂学习的同时必须广泛阅览中医古籍，才能体悟到中医的精髓，传承中医的血脉，加之日后边读书边临证，逐渐成长为理论实践俱佳的纯粹的中医人。

难怪本书中会有这样一段议论："如果现在的中医院校，一开始就以《医宗金鉴》为教材培养学生，相信整个中医界的临床水平不至于会是今天这样。因为中医不仅是一门高深的理论学科，也是一门极其朴实的经验式总结技术，临床疗效不仅需要理论的指导，也需要经验技术的累积。整体临床水平的下滑，与只知道空谈'辨证论治'不无关系。"

由于学生的古文水平参差不齐，如果直接用《医宗金鉴》作为现代中医院校的教材可能会出现各种问题，相信很多朋友都有阅读古文因艰涩难懂而放弃阅读的经历，这完全可以理解。

但是，像《医宗金鉴》之类的经典古医书完全可以作为必读书目以辅助教学。

也许有人会质疑，这种想法固然很好，但是古医书读起来还是比较费劲。的确，没有扎实的语文基础和文字功底，面对满纸的"之乎者也"是会望而却步的。而正因为如此，我们可爱的作者又古道热肠，完全利用业余时间，完全义务地办起了

中医读书会，凭自己的体会和理解，点拨和指导人们阅读古医书，吸引了一批又一批社会中医爱好者和中医大的莘莘学子。小到稚龄孩童在其影响下，跟着母亲诵读《药性赋》，大到年长其几十岁的大妈甚至奶奶追随博文老师自学中医，更有众多中医大勤奋好学的学子常登门请教《伤寒论》等医书中的问题，博文老师皆为其释疑解惑，不遗余力。

这种做法让我联想到南公怀瑾广开门路，四处讲学，终其一生奔波奋斗在传承传播传统文化的战线上而泽被后世。记得博文曾经告诉过我，他就想要做一个南老这样的人，倾其一生去传递生命的真谛，这需要包括不仅仅是中医知识，还有佛学和其他传统文化，我想他已经走在践行自己理想的道路上了。

在博文大学毕业快离校时我曾问他，毕业后有何打算，他当时说自己也不知道，可能还没规划好实践理想的方式。没想到过了将近半年，他在网上开办了一个"百部中医古籍带读班"，只收取不高的学费，却带领学员阅读经他筛选过的上百本中医古籍精华读本。从徐灵胎的《医学源流论》《内经诠释》到《难经经释》《伤寒约篇》，从黄元御的《四圣心源》到《伤寒说意》，从成无己的《伤寒明理论》到尤在泾的《伤寒贯珠集》，从张锡纯的《药性讲义》到唐容川的《本草问答》等，内容涵盖医史本草、内难伤寒诸多名作，让广大学员在浩如烟海的中医古籍中可以由浅入深地有选择地阅读最精华的部分。

这些古籍在中医院校的课堂上是不读的，也没有哪位老师在中医院校内开设这样的选修课或讲座，这块内容是中医教育的一个空白。年轻的博文老师具有上百本中医古籍阅读的基础和深厚的传统文化功底，加之其诲人不倦的精神和高远理想的感召，于是就义不容辞地担当起了这样一份艰巨而意义深远的责任，此乃年轻中医学子之幸，亦是中医传承之幸。

试想，如果中医院校的学子在校期间就读过上百本中医古籍，我想中医的思维模式是会牢牢扎根在其脑海中的，何愁日后不能成为一个优秀的中医人？

本书中的盛医生就发出了这样的慨叹："你不容易，看到你现在，我就想起二十年前我刚从浙江中医药大学毕业的时候，如果那会儿我就能够像你这样静下心来钻研该有多好。行医二十几年，我对中医仍然迷茫。我帮你，其实也是帮我自己，你来富阳，以后我每周末都过来和你学习，那些乱七八糟的中医培训再也不去了。"盛医生的话道出了很多中医人的心声，外面五花八门的培训班都是些速成班，唯有静下心来，回归经典才是正道。所以说"我帮你，其实也是帮自己"。

是的，助人者自助，渡人即是渡己！

所以，一直以来我都勉励博文追求自己的事业和理想，每当其遇到困难或挫折时，我就不厌其烦地开导和帮助他重拾起勇气和信心继续前行，每当其对渺茫的前途感到迷惘时，我就尽力凭自己不深的一点阅历苦口婆心引领他走出困惑和低谷重新上路。现在的年轻人能够不为名利追求自己的理想已经少之又少，理应给予充分的肯定和鼓励，更何况他所做的还是对中医和传统文化的传承有着深远意义之事。

为医不易，为中医更难，成为一个医理通达明了的中医甚难。

正如书中所言，"理法通达时伤人的话语也是治病的良药，一知半解下名贵的药材也无异于害人的毒鸩"。医生行医治病，手操生杀大权凌驾于众生之上，就如同法师弘法布道一样是极其严肃而神圣的事。本书中的荆老师认为古代的法师如果要弘法布道，一般都会阅读一遍经律论三藏佛典，严格要求自己弘法利生要通达教理。但现在的很多法师并不是这样，大多凭借看了几本心灵鸡汤的书，就到处开坛说法，就好比现在很多中医凭借几张便利的方子就开始出诊治病，却很少能有人静下心来研读经典，一心提高医术。

诚如作者所言，"若因地之存心也，但惟名利是务，藉行医济世之假名竞逐荣势，企踵权豪，孜孜汲汲；抑或博极医源、皓首穷经，虽笔下有千言却无志于救济，只为博一广学多闻之名矣；此皆华其外，而悴其内，果地必招迂曲矣"。

医者，就是这样一份职业，它需要用生命去相伴，用脚步去丈量，用一颗慈悲心去浇筑。而其更高的境界则是一种处世哲学的艺术，医道的提升势必依托综合人文素养的培养，因此睿智的作者告诉我们"多读修养之书，多学处世之智，对学习中医同样重要"。

他说："医诚艺也，医道之本体是人学，其精神方式是美学，其文化基因乃中华文明之国粹矣。弟子不才，然甘愿做传统文化之布道者，亦期读者能从国学宝库中收获精神之食粮，高尚之生活态度与处世观念，继而真正喜欢上传统文化，并能自觉为往圣继绝学。"

故而，他后来又在"富阳国学社"开设讲座弘扬国学。他言道："医道之妙，上可以疗君亲之疾，下能救贫贱之厄，中则以保身长全。是以古语云：为人父母者不知医为不慈，为人子女者不知医为不孝。向使天下之人皆能存摄生疗愈之术于内，运乎自救兼彼之用于外，则天下可以无医矣。"

俾使天下人人懂医而自治，人人通文而自律，我想应该是他追求的终极目标了，无怪乎他开设的"守真书斋"面向全社会，老叟童孺，布衣绅士，皆可参加。

据不完全统计，全国有近百家中医研究机构，专门设立理论研究的不足一半，而在这一半中，真正从事理论研究的又占少数，大多数所谓研究者不过是些古籍整理者，校勘一下文字，梳理一下版本。《黄帝内经研究大成》是目前比较权威的研究综述，它集中了中国人两千多年的研究成果，然而就在这部多次获奖的图书中，释名、版本、校勘、训诂、词义、音韵、修辞、语法等占了435页之多。而在其他理论层面，综述古人研究成果的，又占了绝大部分，现代人的研究成果少之又少，具有启发性、创造性的成果几乎等于零。许多人都在"炒冷饭"，在同一个平面上来回重复。

由作者创立的"守真书斋"，即"守真堂中医药文化传承研究工作室"，作为一家民间研究机构，主动肩挑传承中医文化的重担，立足经典，致力创新，真正使中医药文化来自民间，回归民间，造福民间，实属难能可贵。昔日张志聪在杭州建侣山堂，招弟子数十人讲论医学并整理经典，所编著的《伤寒论集注》《黄帝内经素问集注》学术价值都很高，乃中医医学教育民间授徒形式的一大拓展。在到处都是速成班的今天，守真书斋是喧嚣浮躁社会中的一股清流，它带领学员读书明理，只因业医者若书不熟则理不明，理不明则识不精，势必临证游移，漫无定见，药证不合辄难以奏效。可以说这是一个扎根民间，集读书明理、传承创新、弘扬国学于一体的难得的好机构，真心期待它能切切实实为中医药的传承发扬做出更多更大的贡献。

作者的祖父是一位民间游医，作者自幼就跟随祖父四处行医，对中医产生了极深厚的感情，这种感情凝聚着其对医道精神的向往，超越了亲情的层面，促使他继承了祖父的衣钵，成为广大民间中医的一员。

中医原本就来源于民间，自古以来，历代中医无不是民间中医，口授心传，跟师侍诊是中医教育传承的主要方式，个别中医大才甚至是自学成才，只是后来出现了院校机制，才诞生了大批院校中医和体制内中医，而最先的院校老师也都是聘请的社会上知名的民间中医来担任。

现在的中国大地上仍然活跃着无数民间中医，默默地守护着一方百姓的安康，在有些贫困山区甚至需要医生亲自上山采药提供给患者；而许许多多的民间偏方验方或治病绝技都正面临着失传或消亡的窘境；民间的老药工掌握着世代相传的炮制中药的绝技，但很多也将随着老药工的作古而从此失传；民间许多平常百姓家都留存有祖上行医的手抄本和经验录，但因后世无人行医可能就被当作废纸处理了，诚为可惜……

不可否认，民间中医过去是传承中医的主体，现在仍然是，未来更应该是促进中医传承和发展的主要动力。新出台的《中华人民共和国中医药法》按照中医自身的发展规律和文化特征制定了相应的管理制度，为民间中医的振兴提供了利好条件，这也正是国家最高领导人在我们的国粹面临危机时，及时奋力挽救而作出的英明决策。在不久的将来，如果中医院校能够引进民间中医里确有才华者参与中医教育，中医医院引进民间中医里确有专长者参与医院医疗，院校与民间相结合，体制内与体制外相接轨，将是中医传承之幸，中国百姓之幸，中华民族之幸！

作为一名体制内中医，我深切感到有与体制外中医切磋交流，取长补短的必要。正如博文在书中所言，"负笈行医，周游四方，大医精诚，志存救济，千百年来，在中国这片土地上，有无数像爷爷这样的民间中医，一辈子奔走在治病救人的道路

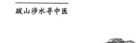

上，他们并没有像徐灵胎那样因为著述等身而名流千古，但他们的精神，化作这满山芳草，同样永世长存"。

在此谨向所有默默无闻的民间中医致敬！

一位老师曾经说过，"学中医本身并不难，它无非是注重那些看不见的关系，如人与自然的关系，整体与局部的关系，藏象之间的关系……"这些关系光靠在"金字塔"内的学习是无法很好地领悟的，而只有从丰富的社会阅历和社会实践中，才能更深刻地领悟到那些精密仪器所观察不到的关系，也才能更深刻地领悟中医的精髓。只有这样的人才能成为真正的中医大才。"生活不仅是人伦世俗的盘算，还有虫草飞鸟的语言可以聆听，风雨雷电的交作可以感受，斗转星移的更替可以仰望"，生活中处处皆中医，俯首处可能就是一株可以治病的草药，我们平常的膳食也同样可以成为养生疗疾的妙方。

本书的作者就是这样一位热爱生活的青年中医，他要把这本书献给这片土地上千千万万如他一般热爱中医，并愿意用生命去传承这份文化瑰宝的人们。不得不说，作者身上有许多值得我们学习的地方，如果我们都能像他那样放空一切，每天读两篇《黄帝内经》原文，反复聆听音频，反复思考其中的含义，静待着水到渠成、融会贯通的那份领悟，又何愁学不好中医呢？

书中有一段话我很欣赏："自己身上的切身体验让我感到，医学的发达与否，真不在于其技术的手段先进或简朴，医学治疗应该是符合人体自身生命发展规律的。所有违背了这一原则的医学，不管其理论体系如何庞杂，其手段技术如何精尖，对人体都是无益的。相反，不管传统医学是上一个冰河时期的文明遗产，或仅仅只是古代劳动人民生产实践的经验总结，它的理论如何质朴，它的治疗如何简陋，只要是符合人体自身运行规律的，因势利导帮助人体恢复自身代谢循环，我认为都是高级的。"确实，不管是中医还是西医，无论是内治还是外治，抑或药物、手法、针灸，等等，对于患者而言，最受益的就是接受一种最适合他本人的治疗手段或方法，这也正是现在很流行且今后必将成为一大趋势的精准医疗模式。

我和博文可以说是亦师亦友，承蒙信赖，索序于余，感佩其精神和义举，遂发表了上述慨叹，斯为之序，以鉴同道。但愿你我都能如博文所说，治病救人与修身养性兼顾，为成为一名良医而不懈努力。

何谓良医？"良医者，常治无病之病，故无病；圣人者，常治无患之患，故无患也。"

谨与诸君共勉！

彭　欣

丁酉年仲秋

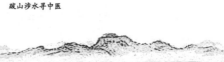

自 序

不拘一格是天降，黔驴之地，虽山峦叠嶂，却不乏骑虎悬壶之奇杰；阡陌纵横，尤有肘后备急之方士。余幼即随祖父负笈行医，周游四方，执器晃铃，步履乡野沟壑，遍尝本草诸味，耳濡目染，醉心于芝兰之薰，悠悠兮无厌于终日。

弱冠之年，挫命理之揶揄，以色弱症与诸中医院校失之交臂。后考取华东师大保险精算学，唯聊以自慰者，谓若学有所成，从宏观社保机制将中医之诊疗优势普及于国民卫生等基础服务，不亦为岐黄之功臣乎。

期间于医道确有懈怠，泛览西哲，窥析经济，比较东西，尤好国粹，顶礼释迦，以逐禅悦为嗜，凡天台、唯识、净土、禅宗，虽不能通宗通教，只求拈花之会意。

行远且思初，迷途而识返。兰台方寸间初心不忘，岁月蹉跎里医志犹存，遂摒芜杂念，积精全神，专研岐黄。遂以《御纂医宗金鉴》为宗，旁参明清以下，诸家学说，独服徐灵胎明理而犀辨，细玩黄元御工辞而善言，尤好陈修园深入而浅出，详审王孟英善诊而案丰，大赞张锡纯圆机而活法。

又芒鞋竹杖，寄情山水，踏迹之处广交各地民间高人，切磋琢磨，凡有一技之长者无不尊为我师，视彼犹贤，自视犹不肖，故人皆愿告知而不厌，诲之而不倦。

乙未年夏，祖父以耄耋之寿，安详往生，家族上下齐聚一堂，于其行医六十载形影不离之药箱中寻得手抄本医书若干，不忍拂去的是轻纱之裹束，宛如老人昔日之容颜仍在。一页页读罢，正是陈念祖、张景岳等大医著述精华之摘抄！又有地方草药性赋、时方验方各一册。深痛哀哉，深自愧恨，叹家学之不传久矣，先人藏于金匮之学必待其人，医道之重振任重而道远。

丙申年少阳相火司天与主气同，余于气候独特处略窥运气奥义真实不虚，遂感大数据之于传统医学功同羽翼，拟《浅谈中医运气学思想在重疾险相关疾病预测中的运用》一文如期毕业而离校。后隐匿钱塘郊野之兰若，专攻内难伤寒。

暮鼓晨钟，叩彻混沌之心扉；香烟缭绕，涤净方寸之浮华。青灯辉映下，黄卷古籍夜伴。水光潋滟时，泛舟江波，追忆侣山堂张隐庵之讲学昔在。云卷云舒际，闲庭漫步，常思峨眉山南怀瑾之挑灯阅藏。

人生有大愿力，而后有大建树。余以为，学医者若以医之

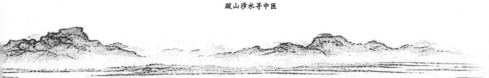

济世活人术以求身家温饱计则愿力小。倘为华夏医学之广大，世态人心之治愈为愿，则建树不大也难矣。

丁酉年中，《中华人民共和国中医药法》广昭天下，普天同庆，兆民同幸，民间中医转正行医指日可待，寿甫云：吾儒生古人之后，当竟古人未竟之业，而不能与古为新，俾吾中华医学大放光明于全球之上，是吾儒之罪也。路漫漫其修远兮，余愿以毕生之力——承祖业济苍生不务名利守拙志不改，启轩岐穷医理探赜索隐真性情始终。

杨守真

丁酉年立秋于上海中医药大学图书馆

目录

·引子·

　　我的爷爷是一位游医，记忆里童年的时光，我大多随他一起穿梭在湘黔边境的崇山与沟壑之中。耳濡目染之下，我所学到的并没有什么仲景心法、岐黄真谛等医家大道，这些零散的经历最后形成一幅幅跋山涉水的画面和病家真挚感恩的面容镌刻在我脑海中。正是这种经历唤醒了我血脉里对于中医学的无比敬仰，对于草木金石的亲切热爱，对于山河大地的向往追逐。让我打小意识到，有一种职业，它需要用生命去相伴，用脚步去丈量，用一颗慈悲心去浇筑，在病家感恩的笑容中得到认可。所以爷爷走过的山路，我长大了也会接着走。

　　然而命运却和我开了一个玩笑，高考毕业体检时查出自己有色盲，所有的医学院同时对我关闭大门。万般无奈下，仅凭着内心那份坚定的信仰，我从此走上了一条以古籍为伴，勤思苦读，跋山涉水四处拜师修习，只为探求真知的求医之路。

　　在上海求学的四年里，我始终坚持着每周看一本中医古籍，并于期间先后走访了湘潭、上饶、贵阳、舟山、上海、杭州等多地的民间医生，有的几个月吃住都在他们的家中，虔心请教，受其耳提面命，口传心授；有的仅仅只有一面之缘，彻夜长谈后，若有所得，又赶紧踏上新的征途。

功不唐捐，终于在大学毕业之际，我也顺利通过了传统医学确有专长人员的考核，在《中华人民共和国中医药法》诞生的 2017 年，能够同几十万民间医生一起，获得正式的行医资格证。

学习中医十八载，我并未巧遇世外高人，更无偶获天降医学秘籍的一夜顿悟，我所读过的书都是从古至今历代医家都会读的经典及其注本；我所拜的老师都是三四线城市最普通纯正的中医。他们用毕生的经验智慧传授给我一个共同的思想——中医非常朴实，最基础的理论就是最高深的妙法。理法通达时伤人的话语也是治病的良药，一知半解下名贵的药材无异于害人的毒鸩。

我的学习经历和无数长期行走在基层的民间医生们别无二致，将这段经历写出来，于私，窃以纪念《中华人民共和国中医药法》之颁布；于众，送给数十万和我一样终于可以转正并且受到法律认可的民间医生，更送给这片土地上数千万热爱中医，并愿意用生命去传承这份文化瑰宝的人们，也希望爷爷的在天之灵能够感到欣慰。

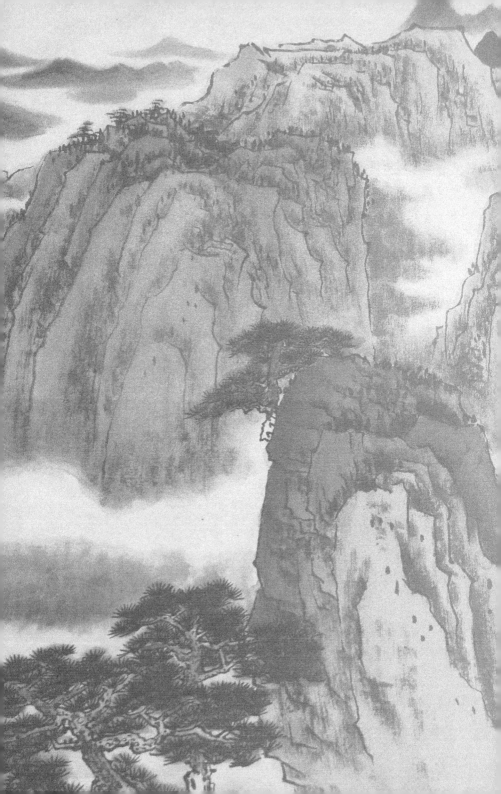

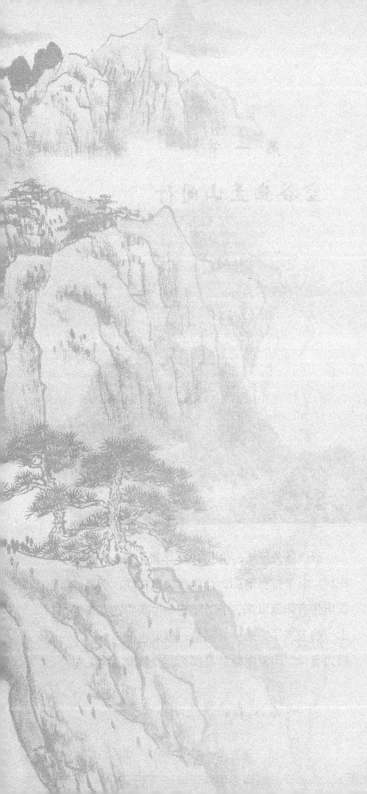

幼蒙祖训　结缘杏林

第一篇

第 一 节

空谷幽兰山间行

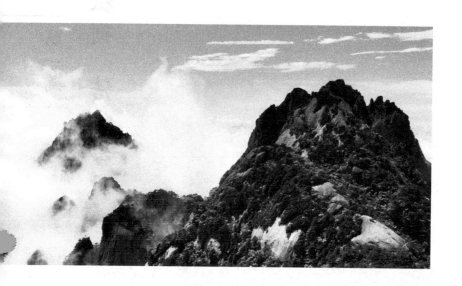

爷爷杨公正江，生于1924年贵州省石阡县金庄村。父亲排行老四，而生我又比较晚，所以打我出生有印象以来，爷爷就是一位满头银发年近七十的老人了，他身材高挑，鼻梁也很高，双目极为有神，印象中他总是那么容光焕发，神采奕

奕。据姑妈说，年轻那会儿，每逢赶市集的时候，大桥下老远望去，几百人的市场中，身板最端正的那个肯定就是爷爷了。

是的，爷爷早年为了生计也去修过路，后来贩卖过牲口。到了三十几岁的时候，奶奶跟大姑妈都相继因为生恶疮去世，大概是这个原因吧，所以爷爷就开始学习中医。

爷爷的师父叫谭纯熙，字三才，是一位非常神秘的人，在我们这个县一个偏僻的山村里，爸爸说他不仅会看病，而且还会算命，而且给父亲和母亲都算过八字，几乎父母一生的人生轨迹并没有与其所算有过太大的偏颇。对此我深信不疑，因为谭师爷留了很多书给爷爷，是毛边纸上用着非常娟丽的小楷亲自手写的，包括《药方精选》《医学秘诀》等医学笔记和好几本古书，时隔正好一个甲子，这些书在爷爷去世之前又交到了我手里。不过爷爷只学了谭师爷的医术，算命则传给了另一个徒弟。

小时候经常有人来家里找爷爷看病，我就坐在旁边看着爷爷给病人抓好药之后，交代他们回去以后如何调养。病人听得也很认真，但凡爷爷交代的都会连连点头，显得非常恭敬的样子。正是这种严肃的氛围和爷爷专注的神情，让年幼的我感到治病是一个神圣的过程，做其他什么事的时候都可以嬉皮笑脸，但唯独给人看病开方不行。

后来我到舟山拜第一个中医老师时，师父要求我背《大医精诚》，当我背到："夫为医之法，不得多语调笑，谈谑喧哗，道说是非，议论人物，炫耀声名，訾毁诸医，自矜己德，偶然治瘥一病，则昂头戴面，而有自许之貌，谓天下无双，此医人之膏肓也。"立即心有所触，幼时爷爷给人看病的身影历历在目，内心浑然一股自豪之气——这不正是从小爷爷言传身教的吗？

儿时的我非常喜欢跟爷爷待在一起，因为在他的兜里、屋子里，随手可拾到许多好玩的小物件儿。像舂药的小杵、上山割草药的小刀，还有药箱里各种针具之类的，这些都充当为我小时候的玩具。外出时，不管是路边野丛里的一只小蚂蚱，或者树上的一根枝条，经爷爷加工后拿到手里，都能给我带来无限的乐趣。

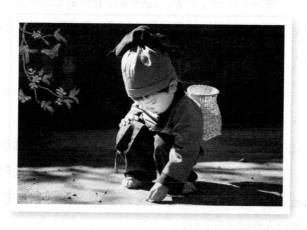

印象最深的是爷爷手里的那根烟杆，足足一米长有余，是用细细的竹子把中间的竹节掏空后做成的，因为常年烟油的熏润，外表看起来绿里透红，光泽明亮。每次我随爷爷外出看

病，他都会带在身上。因为去乡下走的都是山间的小路，这种路应该是云贵山地特有的，路很窄，仅能容下一个人双脚的宽度，完全是祖祖辈辈的人们顺着山势，紧贴崖壁往内凿出来的，所以一旁是陡坡，另一旁则是山壁。山壁上长满了藤蔓和草丛，行走在这样的路上，习惯之后倒不觉得可怕，反而是另一面的藤蔓中随时可能有毒蛇和虫兽出没，需要提防。

爷爷的这个烟杆，竟能奇特地驱赶蛇兽，只要老远看见有蛇或者野狗，我总是会吓得一下子躲在爷爷的身后，但他每次都那么从容淡定，迅速从腋下抽出那根烟杆，高举欲往外打的同时，呵斥道："眼瞎啦！"大凡是野狗一定会灰溜溜地跑掉，若是蛇，极少数也会盘踞停留，爷爷仍旧是不慌不忙，轻轻地用那根烟杆一撩，就将蛇撩得远远的。

当我问为什么要说"眼瞎啦"几个字时，爷爷说："因为祖祖辈辈带着烟杆出诊，也跟它们的祖祖辈辈打过招呼，如果哪天你又看见它们挡在路中间，你就说一声'眼瞎啦'，它们就会记起来，然后给你让路啦！"

我点点头，觉得爷爷说得很有道理，便争着把那烟杆儿拿到手里，像武器一样挥舞耍弄，威风极了，并偷偷记熟了那个"却敌的内行语"。若干年以后，当爷爷把他的一些医学笔记交到我手里时，我发现有验方里提到，如果被毒蛇或疯狗咬了，迅速用烟杆嘴头里的残油涂抹伤口，以避免中毒。我曾遐想过，或许是烟杆散发的烟油的味道能让毒蛇野兽闻到后退避三舍吧（姑且一笑）。

去乡下的路很长，有时一天要去好几个村子，印象里我们一天中大部分时间都是在走路。可是爷爷却也不急着走，每当翻过一座山头，遇到地势较为开阔平坦的地方，都会坐下来抽会儿烟。

我的家乡叫铜仁，位于湘黔毗邻的地方，这里是典型的喀斯特地貌，山都特别的高耸挺拔。为了增加农耕面积，勤劳智慧的古代劳动人民在这片土地上创造出了一独特景观——梯田。每次我和爷爷跋涉疲惫后，所选择的休息的地方，便是这些山腰上的梯田埂。

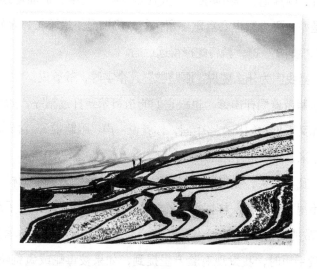

田边生长着一些高大的椿子树，这种树四季常青，枝叶繁茂，大概是历来农耕的人故意栽种在这里以供务农时休憩用的吧。但不管是人为也好，野生也罢，这些树与农田都构成了山

腰上一道美丽的风景线。倚靠在树下，聆听着微风敲打榱子的声音，像风铃一样营造出欢快的旋律，我一边吃着爷爷兜里的瓜子干果，一边遥望着对面的山头，盯着云儿舒展翻滚，发呆久久。

爷爷则慢条斯理地掏出烟叶撕下小块，并从一个小盒子里拿出一些很香的碎末放在烟叶上，卷起来，再塞到烟嘴里点燃。他的烟杆儿实在太长，把脸颊都吸扁了还得换两口气才能真正把烟吸上来，但后来我发现，其实爷爷从未真正把烟吸到肚子里，这些烟雾基本都是快吸到烟嘴的地方，就被吐了出来，而且还非常香。

我行医以后，接诊的很多咽炎病人都是老烟枪，回想起爷爷生前从未有过咳嗽、咯痰、咽部不适的症状，我灵机一动，就推荐那些不愿意戒烟的患者，抽烟时可以买一个小烟杆儿对烟雾稍微过滤一下，这样他们果然觉得咽部好很多。现在回想起来，爷爷的烟杆儿越长，焦油在管道中也过滤得越多，而那种馨香的粉末，我猜测应该是藿香、白果、甘草之类的可以润肺化痰、芳香醒脾的药物，这种吸烟的效果就跟现在医院里做的雾化吸药有异曲同工之妙，不仅不会有损肺部，反而能祛痰利咽，所以爷爷直到90岁临终也不曾罹患过呼吸系统的疾病。

我童年的大部分时光都在这崇山峻岭之中攀爬行走度过，小路旁野草的芬芳味，山泉的流淌声，还有鹧鸪鸟的鸣叫都是我忠实的伴侣，一路上永远追随着我们的步伐。累了，随意找个地方坐下来，尽情地躺在地上翻滚，泥土里的蚂蚁、蚂蚱、螳螂、蜗牛，可以陪我玩上很久，爷爷则总能给我找来很多好吃的，春有桑椹，夏有野番茄，秋有刺梨（金樱子），现在回忆起来，这些仍然是我所吃过的最甘甜可口的水果。

那会儿的天空是那么澄澈，山间里的风是那么清爽，落日的余晖把天空涂抹得色彩绚丽，胜过任何一个油画师的渲染。

这段经历对我人生的影响何其深远，它告诉我——生活虽逃不脱盘算人伦世俗，但还有虫草飞鸟的语言可以聆听，风雨雷电的交作可以感受，斗转星移的更替可以仰望。二十年后，正是这种人生体悟，让我大学毕业时毅然接替了爷爷的使命，继续走上行医与游访的道路。

第二节

化险为夷救义子

虚虚則腰背痛而脛痠髓者
則腦轉耳鳴胕痠眩冒精爲
則精盈精盈則氣盛目咳飲
青夫精者極好之稱人之精
六則精泄凡交一次則喪半
至則身危故慾不節則精耗
身懦故慾不節則精耗則
者命可惜者
可何況空虛棄之持宜秘施
精液爲
精滿則氣壯
氣能生
髮浮
精

　　贵州山区的医疗条件是极差的，很多小病由于缺医少药，很快就拖成重症。如果是小孩，则极容易夭折，我的大姑妈就是十几岁的时候身上长恶疮无药医治而去世。因此自爷爷业医以来，格外重视儿科跟妇科。

经过一番跋涉，还未进寨便见寨民远远相迎，邀请我们到家里歇脚吃饭。许多与我父亲年龄相仿的青年男子，都管爷爷叫干爹，干爹来了，全家人高兴激动得不得了，搬椅子，上茶叶，洗腊肉，刷灶台……这些中国家庭待客招呼的基本礼仪，在农村却显得格外亲切。时为小孩的我，极易察觉病家言语表情中包含的欣喜，用心交流的语言倍加动听——这份礼遇在其他地方不曾遇到。

爷爷的干儿子们大多自小体弱多病，伤风感冒乃家常便饭，疮疡痘症慢惊夜啼不一而足，屡遭险境又被爷爷从鬼门关里拉出来，做爹妈的生怕以后再有个闪失，于是就求爷爷把他们收作义子，以期今后能有神医相助，令其健康成长。爷爷也从不拒绝，将干儿子视若己出。逢年过节来家里拜望爷爷的"孩子们"，甚至够摆满四张八仙桌。

我跟着爷爷走方时，这些早年收的干儿子已是身强力壮的中青年，有了自己的家庭和孩子，一边喊着干爹，一边拉扯着手边的孩子，教着喊爷爷，然后等爷爷喝过茶水，歇停会儿又迫不及待诉说最近孩子的情况。

"干爹呀，俺这娃儿最近老是晚上惊叫，害怕，还出很多汗，白天也吃不了多少饭，整个人都瘦了一圈嘞……您给瞅瞅！"

爷爷放过手边的茶杯，连连说道："好，好，过来我看看。"于是把小孩抱到身前，先把手掌翻开，轻轻抚过小孩的食指指腹，仔细看了看，然后说道："没什么大问题，小孩子家要讲卫生，让妈妈来把手擦擦干净就会好啦！"

爷爷一边说着一边摸摸小孩的头，捏捏耳朵，一个劲儿地夸小孩子耳后的智慧骨大，将来一定能考上大学。

等孩子他娘端来热水擦手的时候，爷爷迅速地从药箱里拿出一根三棱针，捏住小孩的耳尖，以极短的时间刺了一下，只见两滴鲜血迅速地冒出来，孩子还没察觉，爷爷接着说"嗯，手擦好了耳朵也洗洗，擦得干干净净的今晚准能睡个好觉。"当爹的在一旁看在眼里，明白在心里，"我们小的时候也是这么过来的啊"。

小孩子脏腑娇嫩，所藏之神魂意志魄都极易受到惊吓，如果白天跟小伙伴玩的时候，不慎吓了一跳，夜晚就会神惊不归，如果开方的话可以用平肝潜阳、镇惊安神的思路去治疗，但爷爷却选择了极其简便的放血疗法。肾与三焦别通而开窍于耳，在这里放血可以泄三焦内心肝两经有余之邪火，同时有助于心肾相交，神潜而夜自安。

至于看食指，则是为了判断小儿受邪深浅，倘若食指指腹处有青筋出现，红代表风热，紫代表风寒。自第一指节掌端往指端延伸，依次叫作风关、气关、命关，延伸越长，表示邪由表入里越深，由此可知病情轻重，方能及时选择合适的治疗方案。

有的小孩经常夜里盗汗，虽然胃口不差，却日渐消瘦，做爹妈的很着急。恰逢春夏之交，爷爷就指着漫山遍野的苦蒿说："早晨太阳还未完全升起的时候，割一些来用开水漂过，然后

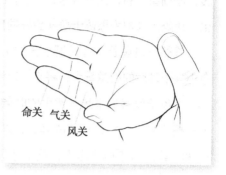

命关　气关
风关

同糯米一起蒸煮，让孩子吃几天这苦蒿饭，就好了。"

这样的办法还真灵验，打那以后，那家人每年都会给我们家送几十斤糯米过来，连连称谢道自家的孩子从此再没盗汗，身子也越来越肥健。

说起这里面的原理还真是寓意深刻——

因为，小孩子喜欢打闹嬉戏，出了一身汗之后正乐在兴头上，自己是不会知道回家换衣服的，于是汗湿沾衣，郁闭气机，体内的余热没有办法完全透出，到了夜晚，人睡则阳入而交于阴，但此时的体内已经残存了不少湿热，这就会导致两阳交蒸，胁迫体内津液外出而成汗。中医讲汗血同源，这样的小孩经常夜里盗汗，实际上损伤的是津液与人体的精华，自然也就变得消瘦。只要游荡于三焦油膜中的邪热不除，不管吃再多的营养品也长不胖。

实际上爷爷让病家去采割清晨露珠束裹的苦蒿，正是要借助夜晚子丑寅三时，天寒气降收敛之功，凝聚苦蒿的清凉之性，有助于去清小孩子体内三焦上下的湿热邪火，配合糯米一起吃，则是因为小孩已经久汗伤阴，倘两者结合，一方面用苦寒的野蒿来燥湿泻火；一方面用甘黏的糯米来滋阴养营，是以火去而汗自收，精足而体自壮。

有一位病家，坐落在山之阴面，屋后的山泉顺势流淌而下，长年不断，于是屋主在前院开凿出一方池塘，养些鱼与荷花，池塘周围种上十几株桃与柳。春天路过，花草辉映，既可近享莺雀齐鸣，又可远眺良田肥水，俨然一幅世外桃源的景象。

可是一进门院就有一股寒潭阴冷之气袭来，爷爷就让我把衣服扣好，叮嘱不可随意乱跑。紧接着房主人迎面走来，急切地说道："大夫您可来了，这娃最近老是叫肚子疼，特别是早晨起来和晌午过后，我们做大人的刚开始还以为是孩子顽皮闹着玩，可时间长了就感觉不对劲儿，也不知道是不是身上有什么不干净的东西……"

爷爷也不着急，在庭院四处张望了一会儿，径直穿过厅堂朝房屋内室走去，原来这家人的房屋是依傍着山壁而搭建，后屋是卧室，房檐直接搭搁在岩壁上，春夏之际，础润而雨，好一股潮湿阴冷之气一推开门便扑鼻而来。

退出内室之后，爷爷又抱过小孩，撩起衣服看了看肚子，只见大腹部有好几条青筋隐现，延伸至肚脐。看罢爷爷说道："你们家的布局得换一换，后屋太潮了，得把灶房迁过来，内室必须搬到左边的厢房，只有朝南才能吸收更多的光照。"

屋主两口子相互看了看，感到不可思议，"大夫，俺娃这病，跟堪舆也有关系？"

爷爷只顾吸着嘴里的烟，也不抬头，说道："那不然？难道你们两口子没有觉得膝盖踝骨关节疼痛？"

"啊？这您也知道！"男的一惊。

"是的，是的，他这毛病也有好多年了，俺两口子一直以为是地里的活干太重，磨坏了关节，没太在意，原来这都跟俺家的坐向有关呀。"

"嗯……"爷爷慢慢抬起头看了看夫妻俩，又把头转向屋外，目光扫过一片果林的时候，停留在几棵柚子树上，"去摘两个柚子，在炭火上烤热，白天用来给娃在肚子上滚几次就好了，晚上用花椒煮水给娃泡泡脚，做几次就好了。"

说完，爷爷又补充道："但坐向一定要改！"

"是是是"，夫妻俩连忙点头，"那大夫，到时候搬灶房的时候还得请您来打理一下啊！"

农村非常重视灶神，所谓"打理"，指的是迁动厨房的时候，需要爷爷来帮忙祭祀一下。爷爷既学过祖师爷的道法，自然责无旁贷，一边收拾着药箱领着我准备往外走，一边点头答应道："可以的，准备两只鸡和一些糯米。"

其实小孩子腹痛是常有的事，原因却各不相同，爷爷之所以能用如此简单的两三招就为小病人去疾愈痛，关键还在于辨证精当。

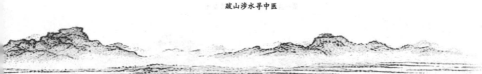

因为，中医认为肝经循行会经过腹股沟、少腹等部位，而大腹部又是脾经所主，肝之气血不疏势必会牵制于脾，所以肝经受寒之后就会引起腹部冷痛。这用现代医学术语来说，就是肝受寒以后导致肠系膜静脉的血回流受阻，腹肌失养，因而拘挛疼痛。我们一进那家人的住所就感到阴寒之气袭人，所以爷爷第一反应就是这家人久受寒侵，再加上小儿的腹部有许多青筋隐现也是重要的证据。

爷爷让病家用热柚子壳滚肚皮和花椒泡脚，都是就地取材，能让病家马上实施的治疗方法，并不是什么秘方，然而"道也者，须臾不可离也"，这些方法不正暗合着中医的理法吗？

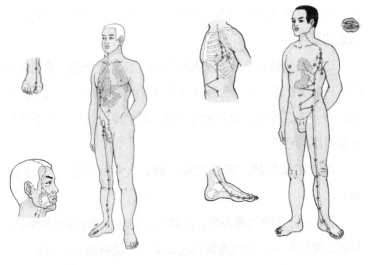

足厥阴肝经   足太阴脾经

也不是所有的儿科病在爷爷这里都能几下子就治好的，有一次我们就遇到一个极其濒危的小孩。

那年我8岁，在异常燥热的一个盛夏天，我们走了一上午的山路，来到一所极其偏僻的住户，周围的田地荒废着，杂草丛生，很久无人修剪，房屋看起来也破败不堪，离最近的村邻也有几百米远。在农村，往往是这种衰落无势的家庭，会有意无意地被排挤到一个村落的边缘。

我们走进这家门，就闻到一股腐肉的腥臭味，厅堂地上铺着的凉席中，蜷缩着一个十几岁的小孩。孩子瘦骨嶙峋，身上没有一点肉，看见我们走进来，却连抬眼皮的力气也没有。他的大腿上有一块巴掌大的疮口，边上不停地盘旋着许多苍蝇，疮口明显是化脓之后又流干了脓液，可以看见糜烂的筋膜下，白色的股骨头。

也许是悲伤过度，那家人见我们走来，完全忘记了倒水招呼，仍旧坐在门槛边，含着眼泪语气沉重地问爷爷："大夫，您看这孩子还有救吗，如果您说不行，我们晚上就包好找个地儿把他给埋了吧。"

话音还没落地，爷爷眼睛一瞪，大声呵斥道："怎么没救！"

说罢并不理会当爹妈的，赶紧解开药箱，取出大黄和黄连，并在庭院里找来一块较为锋利的石头，一边舂捣手里的药，一边吩咐我去周围找一种叫紫花地丁的小草回来。

紫花地丁这味药我当时就认识，是在乡间小路上爷爷教我

跋山涉水寻中医

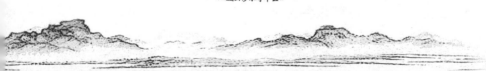

的，因为爷爷说这味药很像耕田的犁头，它能像犁一样深入皮肤的表面，将那些疮脓挖出来，所以能够消毒排脓，这种取象比类的识药方法让我一下子就记住了这味药。

等我摘回紫花地丁后，爷爷把三种药搅拌在一起，捣碎调匀敷在了那个男孩的腿上，又把男孩抱起，放到内屋的床上，当爹妈的也跟着走了进来，从旁拿出笔和纸，爷爷写下"黄芪六钱，当归一钱，煎好猪油调服"。转过头说道："他骨骼很粗壮，命大，我收他做干儿子好了，不会有事的。"

孩子的爹妈仍旧是站在旁边愣着，似乎没有听见爷爷讲了什么，可我分明看见，那个男孩在爷爷把他从地上抱到床上的时候，流下了泪水，当听到爷爷说他命大，不会有事，就像自己的命运被重判，转过头来一直望着爷爷，眼睛里充满了生的希望和感激！

临走时，爷爷把药箱里所有的大黄和黄连都给了那家人，并吩咐，当归、黄芪很便宜，一定要去买，如果大黄、黄连没有了，可以自己到山里摘蒲公英、栀子花和金银花来替换。可是那对夫妇仍旧将信将疑，连谢谢也没说，更没有挽留我们吃了饭再走。因为那个年代钱币也很稀缺，爷爷治病很少收钱，能在病家换口饭吃，倒是惯例，但那天我们却没有能在这人家吃着饭，饿着肚子走了很长的路才回到家。

三个月以后，他们全家人带着很多土豆之类的农产品来到我家，那个男孩虽消瘦，但精神已经很好，这次来是为正式拜望干爹。在我的印象里，他是爷爷唯一主动收的干儿子。

他叫杨斌，比我大不了一轮。

十多年后，爷爷已经八十多岁了，西医诊所遍布乡镇各处，很少有人再来找他看病，他变得非常孤独，整天一个人待在屋子里不出去。在一个下雪的冬天，杨斌突然来到我们家，带了很多的鸡蛋来看望爷爷，我们都没有认出他来，但是爷爷一眼认出了他——当年自己主动收的干儿子。

那天很冷，爷爷躺在床上，杨斌坐在爷爷的床沿，一直陪着他说话。杨斌那会儿大概也有三十几岁了，他详细地告诉爷爷自己这些年都在外地做了些什么，大概是病好了以后，他就去了省城贵阳务工，一直在工地上帮忙，因为赚钱不多，过年过节很少回来……他们围着火炉足足唠了一整天的嗑，看得出那会儿爷爷是真高兴。因为已经很久没有人愿意倾听爷爷内心的那份孤独。

两年后，90岁高龄的爷爷去世了，虽说是无疾而终，却不可否认是带着哀愁抑郁而走。没有人通知杨斌，因为他实际上和我们家没有任何血缘关系，和我的父母也没什么交往，但他却连夜从贵阳赶回来，还把在学校里上学的女儿带着，父女俩整整在我们家守夜三天。爷爷安葬以后，怕我们家杂事太多，更不愿我们操心，他们又静悄悄地离去。

爷爷的干儿子很多，大部分都是像杨斌这样从鬼门关里捡回来的，他们成年以后都健健康康，有的一辈子在乡下务农，有的像杨斌这样外出务工，也有的靠着敦厚的人品，当上了我们县的副县长，更有的凭着勤劳的双手过上富裕的生活。

应该说大部分爷爷认过的干儿子，都是知恩图报的，他们中年时期，即便工作很忙，也会托家里的父母来看望爷爷，爷爷去世时，那些年纪不算很大的干儿子，也都参与了葬礼。

每当想到这些，我都很自责，因为在爷爷的晚年，我们全家对不住他的地方实在太多，这在后面的文章中，我会详细述说。

在《与天下人同亲》里，南一鹏说自己的父亲南怀瑾先生把天下的学生都当作自己的子女一样关爱，把自己的子女视作天下的学生一样教导。南老的确是一位非常令我敬仰的长者，我不敢用自己的爷爷跟国学大师对比，但我想，我对他们的敬仰之情是一样的。也正是这种对医道精神的向往，把我对爷爷的感情拉到一种超越亲情的层面。

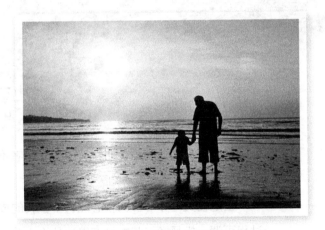

第 三 节

家有郎中儿孙福

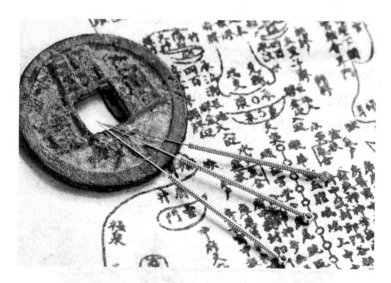

　　我非常喜欢一句话，叫作"为人父母者不知医为不慈，为人子女者不知医为不孝"。

　　正是在父母和爷爷的精心照料下，我的成长过程可谓一帆风顺，基本没有得过什么大病。究其原因，首先得益于我们家定期施展的络刺疗法。

爷爷的药箱里有一种类似犀角的动物牙齿，齿长约两寸，齿端宽半寸许，齿尖略比牙签粗一些，每隔两三个月，他就会用这牙齿替代银针给我和我姐姐做一次经络点刺。

这种点刺并不需要出血，只是借助尖锐的物体在人的身上做循经点按。首先爷爷会从我的大拇指桡侧，沿手臂内侧上臑，也就是肺经循行的路线，依次每隔两三寸的样子点压。然后是中指的心包经、小指的心经，最后是背部的膀胱经。

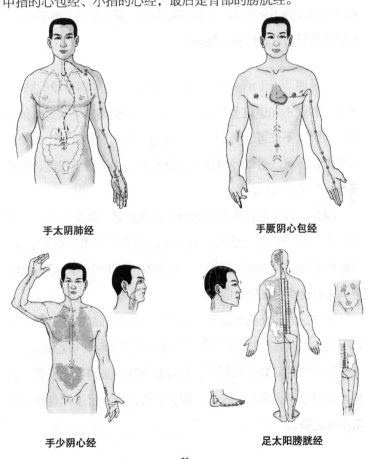

手太阴肺经　　　　　　　　　　　手厥阴心包经

手少阴心经　　　　　　　　　足太阳膀胱经

那时我还小，难免受不了这种像牙签锥一样的疼，所以父母会在一旁给予鼓励："真棒，爷爷锥了之后会吃饭乖乖的，长得也快的。"然后我就会很安静地让爷爷在身上点刺，即使遇到扎疼处也会忍住不哭闹，竭力做到一个乖孩子应有的表现。

小孩子"脏腑娇嫩，形气未充"，古人谓之"稚阴稚阳"，其特点是寒热不能自调，饮食不能自节，易受惊吓，容易生病，如果不及时治疗，病势发展迅速。

正所谓"上工治未病"，最高明的治疗是未病阶段的防护，或许爷爷并不知道这些穴位叫什么名字，但离穴不离经，通过循经点刺，不仅可以导引气血，疏通经络，调和营卫，保持阴阳平衡，还可以借助经络循行沟通脏腑，增进脏腑机能，内壮筋骨，促进生长发育。

因此，治疗时爸爸妈妈随口鼓励我的话，其实一点儿也不假，小孩子只要内无邪气干扰，绝对是乖巧懂事。在记忆里，小时候的我就很少夜哭夜闹，吃饭很香，基本没要大人喂过饭，且从未有过积食便秘的情况。

不过，内伤杂病能防患于未然，外感淫邪却防不胜防，一年下来，伤风感冒或吃错东西闹肚子的情况难免会遇到两次。

我小的时候如果感冒了，最容易表现出来的就是发烧，头疼。父母也不会病急乱投医，因为爷爷已经预留了锦囊妙计以防不时之需。

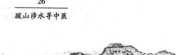

首先，父亲会烧一大锅水，把紫苏、艾叶之类的药物各约一两放入煎煮，母亲则赶紧找来山药煮水给我喝。喝过山药水之后，紫苏艾叶水也差不多煮好，将其兑上一定的凉水，调到微烫，倒入大水盆中，供我泡澡。水有些热，父亲会安抚我，"没事儿的，出出汗头就不晕了"。泡了大概十多分钟，我便满头大汗，这时候爸爸将我抱起，用毛巾擦干，放到被窝里，反复叮嘱"不要起床乱跑，更不能吹风"。几乎每次都是一觉醒过来，我就又恢复到前天活蹦乱跳的状态了。

　　有时候高烧到39℃，扁桃体发炎，也是常有的事，爷爷就从药箱里拿出银针，用酒精擦过之后，在我的大拇指外侧指甲生出来的地方，旁开一点点，快速一扎，还没让我感觉到疼痛，就已经挤出来好几滴血，一会儿喉咙就不痛了。

　　值得庆幸的是，童年的我生活在一个经济不发达、西药抗生素尚未肆意横行的年代，有幸躲过过度医疗的戕害。反看今天的医院，门诊量最高的莫过于儿科。由于小儿自身脏腑功能尚未发育成熟，阴阳平衡极易受到外界因素的干扰而产生波动，便出现很多家长三天两头地就带着自己的子女往医院跑的怪象。

　　这些父母看似很负责，却从未考虑过一个问题——病有本末，事出有因。

　　《淮南子》说："良医者，常治无病之病，故无病；圣人者，常治无患之患，故无患也。"那反过来，"病已成而后药之，乱已成而后治之，譬犹渴而穿井，斗而铸锥，不亦晚乎？"

拿我来说，小时候是很少咳嗽的，但我的小伙伴们却经常是清鼻涕一大把，又或者腮帮子总是红红的，和他们一起玩耍时，隔一会儿就会听见咳嗽一两声。以前我只是好奇，未曾思考过这个问题，现在我自己也行医，手里也接过不少这种反复咳嗽、迁延不愈的孩子，深入思考后才发现，这都是家长养育不周，令子女伏邪蕴肺所致。

《素问·咳论》言："五脏六腑皆令人咳，非独肺也。"

内经中详细记载了心咳、肝咳、肺咳、脾咳、肾咳各有什么症状，清楚地昭示后人，止咳不能光治肺，因为"**邪之所凑，其气必虚**"，应视五脏之虚实而标本兼治。

那些腮帮子红红的小孩，就是阳明胃腑有积食，阻滞了中焦运化，腐而化热，肺经起于中焦，还循胃口，受胃热之熏蒸激荡，自然"金钟长鸣"。这种孩子，不管吃再多化痰降气止咳之品，只要肠腑不清，肺不安宁，**必然咳嗽难除**。

还有的孩子常年鼻涕不止，口角垂涎，这就是脾虚肺寒，用《伤寒论》之小青龙汤温肺化饮，或《金匮要略》之甘草干姜汤温中除寒，效果都会很好。如果因咳嗽而误用抗生素消炎清肃，给原本就虚弱的脾胃以雪上加霜之重击，能好才怪！

得益于父母与爷爷平时的养育有方，我小时候既不便秘，

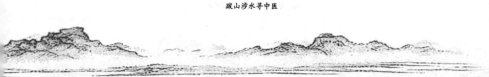

也无盗汗，感冒也只是发烧，并不咳嗽，原因就是不管肠腑或者胸肺并无伏邪隐藏。

在我七岁那年，那是一个酷暑，因为天气炎热，农村的男子都习惯不穿上衣，父亲首先发现我的左边乳头以上两肋间隙的地方，长出了一粒直径两厘米左右的小瘤，不痛不痒，圆润光滑，颜色略暗。这立马引起了父亲的高度注意，因为家里好几个亲戚都在幼年时期长过恶疮。他立马告诉爷爷，两人相互商量了一会儿之后，把我叫到跟前，看似漫不经心地说："博文，你的胸上长了一个小瘤子，我们帮你消掉，很快就好。"然后相互点点头示意了一下。看得出父亲和爷爷还是很重视的，但儿时的我从不缺乏安全感，尤其是和父亲、爷爷一起。

父亲找来生姜切片和艾绒交给爷爷，并让我躺下。爷爷将艾绒点燃以后置于姜片之上大约半分钟，抽出姜片直接放在我胸前的肉瘤上，大约半分钟的样子，姜片上的热量没了，又换第二片，前后也就四五次，不到五分钟的时间，胸前的肉瘤真的就消下去了。

爷爷的这种治疗方法是非常古朴的隔姜灸，之所以抽出姜片单独贴在胸前，是因为担心艾绒的温度太高，心脏受不了。这种灸法古今医书不乏介绍，对于疮疡外科效果显著，不管是阳证、阴证，痛或不痛，只需要施灸于患处，痛者灸到不痛，不痛者灸到痛，一般就会好。原理就是温经扶阳，现代医学解释为增加白细胞、吞噬细胞等免疫细胞活性与数量，达到提高免疫力的效果。

　　古有《扁鹊心法》一书大力推崇直接将艾绒放于皮肤上烧，通过化脓而产生更为强劲的扶阳效果，素有**"要想人常安，三里常不干"**的说法。韩国电视剧《医道》里，一代名医许俊就是用这个方法在皇太子的中脘穴处直接灸，治好了令群医束手无策的绝症——翻胃症（胃癌）。现代名医周楣声在其著作《灸绳》中，更是考究古今，几乎把所有的内外科病症都梳理了一遍，通通给出艾灸治疗的方法。

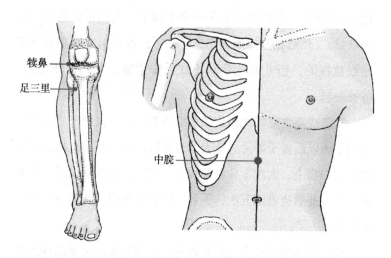

犊鼻

足三里

中脘

　　我胸前的这个肉瘤，爷爷只用了五分钟不到的时间就将其消除，看似是生活中一件小事，但因为后面的治疗不当足足影响了我接下来十五年的生活。

　　大概五年以后，这个肉瘤再一次冒出来，这时爷爷已经得了脑梗，而西医诊所也开始在县城的各个角落林立，碰巧那会

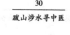

儿我们家楼下有一个外科医生，他主动跟我父亲说，可以帮我手术割掉，避免肉瘤长大恶化，因为关系不错，也不收取费用，父亲也很放心地答应了。

那位外科医生给我做了手术之后，对伤口进行了缝合，没多久胸前就生成了一颗比原肉瘤更大的疤痕体，不过他说，有疤痕没关系，只要不会再增长就行。

但事实是接下来的三年我开始经常胸闷，初中毕业的时候去省人民医院查出有室上性心动过速，又是再一次听从于"科学名义下圣旨一样"的诊断书，父母马上同意，对我的心脏实施了熔断手术。

我自小身体都很好，即便做过这样的手术，精力依然很旺盛，但胸闷却仍然伴随着我，越来越严重。又过了十几年，直到我有幸遇到生命中的另一个贵人，上海龙华医院的一个主任，她认为这种胸闷跟心前区的这个疤痕有关，应该是疤痕下面的结缔组织阻碍了筋膜的活动，才会导致胸腔部的烦闷，然后给我做了一次筋膜松解术，只施针一次，就把伴随了我十五年有余的胸闷彻底解决。

自己身上的切身体验，让我感到，医学的发达与否，真不在于其技术的手段先进或简陋，医学治疗应该是符合人体自身生命发展规律的。所有违背了这一原则的医学，不管其理论体系如何庞杂，其手段技术如何高精尖，对人体都是无益的。相反，不管传统医学是上一个冰河时期的文明遗产，或仅仅只是古代劳动人民生产实践的经验总结，它的理论如何质朴，它的治疗如何简陋，只要是符合人体自身运行规律，因势利导帮助人体恢复自身阴阳平衡，我认为都是高级的。

第四节

妇科调病重养血

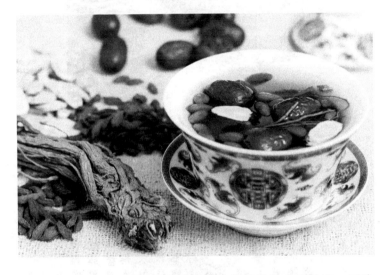

　　每年的霜降以后，爷爷就基本不外出。因为天气渐凉，晨霜较重，出行不便。且秋冬之际，万物凋零，进山也没有什么草药可采，加之春夏两季出诊摘采的一些药物经过风干之后，也需要待在家里进行切片和封装。

我们家常用的药，也就三十几味左右，都是爷爷亲自采收的，加工好之后包进牛皮纸里，然后用毛笔在纸皮上端正地写好药名。爷爷一生只会写繁体字，所以我至今仍对繁体字书写的中药名感到格外亲切。

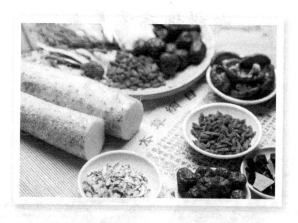

秋冬两季，病人都是自己找上门来，这其中也有一个有趣的现象，小孩子阳气足，冬天反而生病少，但由于其脏腑娇嫩，气机升降不稳定，春主生发，相对就容易受外界干扰，造成身体阴阳不平衡。但成年人呢，因为精气日衰，冬天外出劳作又容易触冒风寒，反而比小孩容易生病，而在成年的病人当中，妇女又相对较多。

记得有一回，一个老太太带着自己的儿媳妇来找爷爷看病。病人是做儿媳的这个青年女子，只见她肢体消瘦，腹部鼓胀，眼球突兀。据她所说，是生育完了之后起初几天感觉很热，而后就小便短涩，接着就很难小便，每天都感觉口渴身热，喝很多水，肚子很胀，又不敢吃饭。

爷爷听她说完以后，拿出号脉枕，示意让女子伸手号脉，气氛又一下子宁静下来。习惯抓耳挠腮的我见此情景也会很认真地趴在一旁观看，因为爷爷把脉的样子很安详，手搭在腕后动脉，脸颊向右一偏，有意识地把耳朵侧转过来，好像一边摸，一边也用耳在仔细聆听。大约两三分钟以后，爷爷才抬起手来，收到小腹下，交叉而放，若有所思地沉凝片刻，然后说："你们家周围是有种芍药的对吧？"

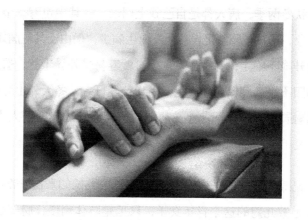

"是的，您这一说俺倒是想起来了，俺家后院有好几株呢，每年就开花的时候看看，平时都没在意。"做婆婆地说道。

"嗯，那就好。"爷爷会心地一笑，"你回去挖一些芍药根，晒干之后切成碎片，再轧成粉末，每天五钱左右，同两个鸡蛋煮汤给你媳妇儿吃，就行了。"

"好的，好的！"病人从不对爷爷的话有所怀疑，不管病情有多么严重，而爷爷开的药又是多么简单，他们从来只是照着爷爷的话做。

病人走后，爷爷一边收拾着桌子，一边喃喃自语道："妇科首重养血。"

大概也就是一个月以后，那对婆媳俩又来到我家，带了很多芍药和鸡蛋，特意感谢爷爷。

因为爷爷看病从不收诊费，如果不卖药，自然也不收钱，所以爷爷一辈子过得很清贫节俭，很多农作物都是病家主动送

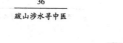

上门来。他穿着虽然破旧，却始终给人一种整洁端正的印象，病家看见他是一种发自内心的尊敬。

这个病人，患的是鼓胀，乃产后阴虚小便不利所致，这种情况纯用利尿通淋是无济于事的，因为中医认为精水同源，血亏之后就没有办法载津液疏布运行。用现代医学来解释就是：人大量失血之后，会影响肾脏对水的重吸收，没法产生尿液。

《神农本草经》载："芍药：味苦，平，主治邪气腹痛，除血痹，破坚积、寒热、疝瘕，止痛，利小便，益气。"

《本经疏证》言："芍药十月生芽，三月放花，破阴寒凝沍（沍音 hù，意为水因寒冷而冻结）而出，乘阳气全盛而荣，故能破阴凝，布阳和"，"其璀璨之色，馥郁之气，与血中之气相宜，不与水谷之气为伍，则能治血分之阴气结。"

历代本草著作都有明言芍药既可以补营血，又能除血痹，同时还能利小便。爷爷让病人把鸡蛋跟芍药同煮饮用，既能很好地养产妇之血，又恰到好处地利用了芍药可以利尿的功效，是非常高明的一种做法。

受此启发，我后来在行医过程中凡遇到肝硬化腹水的病人，也一定会用到芍药，因为肾主二便，而责权于肝，肝属木，主升发，司人体气血之疏泄，且主藏血，肝郁气滞或者血虚肝痹之后，都会影响肝的气机运化，大小便的疏泻自然会受到影响。

芍药配合柴胡，既能疏肝气，宣通三焦气机，又可以养血利尿，用这种思路治疗肝硬化腹水的病人，效果都挺好。

一天夜里，一对夫妇急急忙忙跑到我家里，神色十分慌张，见到爷爷时上气不接下气地说道："大夫，您快救救我女儿，太阳刚落山她就东奔西走，鬼哭狼嚎，她肯定是中邪了，您设法给她祛一下吧。"

爷爷一听，特意把锡粉、黄纸、方明镜等也一起带在箱子里，几下子就将药箱整理好，干净而利索，然后快步走出家门，随病家远去。

那天夜里发生了什么我不得而知，不过第二天一大清早，爷爷就起床从药柜里取出大黄和桃仁，吩咐我一起舂捣，说是一会儿会有病人来取，提前准备着。

不一会儿，昨晚上门找爷爷的那对夫妇就带着自己的女儿来了。这是一个十五六岁的女孩子，脸色黯淡，眼轮赤红，躲在父母后面唯唯诺诺，想必是知道了自己昨晚大吵大闹，引得村民们相互议论而感到羞愧。

我起初见她来也挺害怕的，远远地站在角落里，不敢接近。爷爷却依旧慈眉善目，笑呵呵主动迎上去，"来了呀，嗯，昨晚睡得好吗？"

那女孩还是不好意思说话，低着头，拉扯着衣角。

"还好，还好，昨晚您设法让她睡着之后，后半夜就没再醒过来了。"做父母的连忙答道。

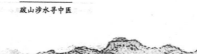

"嗯，内贼招引外邪，身上不干净，才会招来病邪，所以身体还得调理啊。"爷爷很严肃地看着那对夫妇。

"是是是，大夫，还得请您好好给俺女儿治治。"

"过来我看看吧。"爷爷示意那对夫妇把小孩的衣服拉开，露出小腹，开始在肚脐四周按压，似乎在寻找什么东西。大概按到脐下的时候，那个女孩尖叫一声"好疼"，爷爷松了一口气，说："贼就藏在这里。"接着又轻轻地在女孩子喊痛的地方周围摸了一下，用手画了一个圈，然后取出提前准备好的大黄和桃仁粉，放了一些酒调和成泥状，拿木片一点一点地敷在用手画圈处，并用纱布包好。

一边包扎，一边嘱咐孩子的父母："回去以后，每天用一两铁锈煮水给娃喝，三天来换一次药。做妈的要随时观察她这个月来血没有，如果这么大了，一两个月不来，就要引起重视，知道了吗？"

"晓得啦，晓得啦，真是谢谢您大夫！"夫妇俩到这会儿才算把心放宽下来。"那大夫您看，得收多少钱，包括昨晚设法治疗的费用？"

"药费一毛五，至于昨晚之事，还得捉一只鸡来祭拜祖师爷，就行了。"

"好，好，我们这就去准备。"一家人开心地跟爷爷道别。爷爷点点头，示意送客，一边仍喃喃着"**妇科首重养血**"。

爷爷给这个病人诊治的过程给我留下了极深的印象，就连当时收的药费一毛五我至今都清楚记得，一则因为这个女孩的病当时在全村闹得沸沸扬扬，但被爷爷治好后，我竟发现她居然是个长得非常漂亮的女孩。一则是因为，长大以后我读到宋代名医许叔微的《伤寒九十论》，里面也记载了一个热入血室的案例，其病情同这个女孩极其类似。

《伤寒九十论》记载，许叔微一个朋友的妹妹患伤寒已经七八天了，牙关紧闭，眼睛半闭着，一到晚上，她就像鬼神附体了一样，开始说一些莫名其妙的话，很吓人。许叔微是有名的伤寒家，他联想到在《金匮要略》中张仲景说过："妇人伤寒发热，经水适来，昼日明了，暮则谵语，如见鬼状者，此为热入血室。"于是给患者服用了小柴胡加地黄汤，三剂而愈。

当时找爷爷看病的这个女孩，其实也是因为胞宫有硬块，致使月经不来，气血瘀积于下，夜晚人的阳气内收，血热互结，从而影响了神志，爷爷把这个血积癥瘕称之为"内贼"一点没错。用大黄和桃仁包敷少腹，就相当于给患者开了一剂桃仁承气汤，把其体内的瘀血给泻下来，自然神志清明。

关于发狂一证早在《黄帝内经·奇病论》中就有记载：

帝曰：有病怒狂者，此病安生？

岐伯曰：生于阳也。

帝曰：治之奈何？

岐伯曰：夺其食即已。夫食入于阴，长气于阳，故夺其食即已。使之服以生铁落为饮，夫生铁落者，下气疾也。

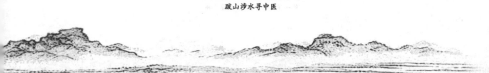

爷爷让患者服用生铁落饮正是取其重镇下沉之性，导阳气以下行，不至气发癫狂，也算是法有所依，行之有理。

这些医理爷爷从来不会跟我讲，对于一个八九岁的小孩，只是把它看作理所应当的自然规律记在脑海里，也从不曾质疑。

小时候看爷爷用月季花给人调病，我也是记忆犹新。

一次，一个中年妇女来找爷爷看病，足足聊了一个下午，所诉说的除了胸口满闷、乳房胀痛、心情烦躁而外，基本都在谈她的婆婆如何不好，如何刻薄挑剔她，而她又总是憋不住火，经常跟婆婆吵嘴，然后就胸闷难受。

她说了很多，完全意识不到自己所讲的内容都是重复的，而且口臭非常严重，大概也是这个原因，让我记住了她。

最后，爷爷看了看手表，问："你大便几天一次？"

那妇女一愣，心里可能犯嘀咕，难道这个跟婆媳问题有关吗？然后不假思索地回答道："三四天吧。"

这时爷爷不再理会她，拿来毛笔和纸，写下"月季花三钱，山楂五钱，陈皮三钱"，便开始抓药。因为月季在农村随处可见，所以爷爷只抓了后两种，并嘱咐："月季花自己去山上摘，晒干以后用来配上面两种药一起喝。"

那个妇女接过药原本还想继续诉苦，可爷爷劝阻她说，再不去摘月季花，天就黑了，于是她才离开，唠叨了一下午，走的时候似乎心情好了很多。

爷爷一共给她配了两周的药，好像总共加起来也就一块钱不到。两周以后这个妇女带着自己的儿子来看病，说自己乳房不痛了，大便一天一次，有时候婆婆又找她的茬，她就干脆去山里摘月季花，所以胸也不闷了。

《灵枢·经脉》讲："肝足厥阴之脉，起于大趾丛毛之际……上腘内廉，循股阴，入毛中，过阴器，抵小腹，挟胃，属肝，络胆，上贯膈，布胁肋……"

经文指出，肝经在人体内的循行路线是挟胃、络胆、贯膈的，肝郁气滞之后，就会引起消化不畅，且胸胁满闷。爷爷用山楂、陈皮、月季花都是起疏肝理气的作用。而月季花每月都开，就如同女人的月信一样如期而至，在调经理气方面更有针对性和大自然的同属性。

后来上大学，经常有女同学找我调理月经问题，这些打小从爷爷那里学到的零碎的用药经验让我在治疗过程中屡获奇效，这时我才开始思考其中的深意。原来爷爷所讲的"妇人首重养血"包括三重意义：一是调经养

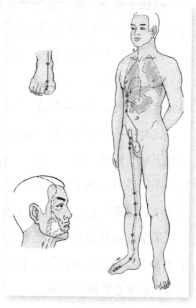

足厥阴肝经

血，二是理气养血，三是滋阴养血。比如对于前文中那个产后的女人，侧重的是滋阴养血，癫狂的女孩应调经养血，最后那个爱唠叨的妇女应理气养血。

虽然这些道理我也是长大后通过慢慢的临床实践才明白，但我认为，这种直观的临床感受，以及中医因势利导治疗思维的从小熏陶，对我的成长，尤其是今后行医生涯的影响，意义深远。

第二篇

游学四海　高人指路

第 五 节

四种意识之冲突

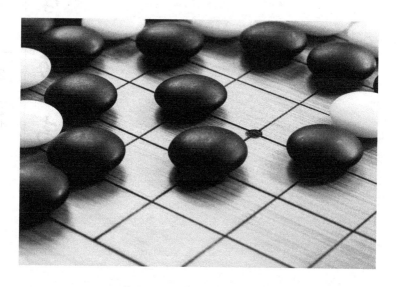

　　我的父母是"文革"结束后较早一批参加高考的知识分子。

　　父亲从小都是班里的第一名，每年同学会上，他的同学都会以此鼓励我好好学习。但天意弄人，尽管父亲高考成绩优异，却因为被误查出有先天性心脏病，不允许填报大学。父亲一心报考中山医科大学，重考了两年，成绩都非常不错，还是被同样的理由退了回来。后来实在无奈，百般周旋之下，才勉强上了一个县城里的师范，毕业后在县城教中学物理。

母亲出生的家庭非常贫困，村里的女孩到了十几岁就嫁人成家，是外婆顶着全村人的嘲讽，非要送母亲上高中，所以她很珍惜来之不易的上学机会，是我们县城里老三届出了名的勤奋刻苦。每当夜晚寝室的灯熄灭以后，她就去厕所的路灯下看书，这样的故事在县城的中学传了一届又一届，直到我和我姐姐都上了高中，母亲昔日的校友已经是县城中学里有名的骨干教师，仍旧向我们这些新时代的学生讲述着母亲的故事。

高考毕业时，母亲的成绩也相当优异，却被班主任告知，农村出来的孩子，选农校才是最合适的出路，以后毕业了回家务农也能当个干部，于是母亲就选择了农校，毕业后分配到县城的农业局任职。

不管是从小受到"文革"的冲击还是大学里唯物世界观的重塑，在父母眼里宗教信仰、神话传说等从来都是不被接受的。对于爷爷的行医、画符等行为，他们在不同时期，也有着不同的态度。而且父母的人生经历，无形当中给他们的意识深处植入一个紧箍咒，那就是个人之于社会是渺小的，在集体意识的潮流面前，永远只能屈服。这种意识里的划痕，为日后我们家极其强烈的内部冲突埋下了伏笔。

在我成长的幼年，爷爷都有帮忙照料，那时候确实是连小

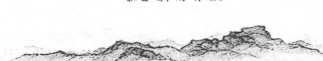

毛病都很少得，加之那会儿找爷爷看病的人络绎不绝，所以父母从未思考过土郎中的医术是否科学这个命题。大概我长到十一二岁的时候，也就是20世纪90年代末，下海经商的潮流传遍祖国大江南北，就连我们这种偏远的小县城也有很多外商来做生意，或者国家公职人员辞职自主创业。经济的发展，让小县城一下子涌进了许多新鲜事物，这其中就包括四处林立的西医诊所。

首次接触过西医的人，瞬间觉得中药是那么的缓慢，针灸是那么的落后，对中医的感情从首先的"好是好，只是我没时间吃"逐渐转变成"中医很落后了，西医才代表先进与科学……"

渐渐地，来找爷爷看病的人越来越少。门庭冷落还是其次，试想一个人，从三十几岁开始业医，走过无数的山路，治愈过无数的病家，用几十年反复实践，树立起对经典的信仰，却在短短几年间不被世人认可，这是一种怎样的无奈、失落和价值观受挫。

于是爷爷开始变得爱酗酒，整天都是醉意惺忪，老是忘记给家里的大门上锁，火炉上的开水经常烧干，锅碗瓢盆随意扔放……这些逐渐引起父母的反感。直到某一天，整个社会都在议论中医到底科不科学的时候，父母也开始质疑爷爷的医术到底是不是一种伪科学。

三人成虎，这种摇摆不定的质疑，终于变成了父母的确信——爷爷这一生一无是处，所谓的治病救人，只不过是用迷

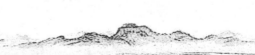

信在骗人，从前是因为医疗条件不好，所以很多人找他看病，现在医疗技术发达了，自然没有人信他了。

我胸前的这个疤痕就是那个时候由父亲全权委托一个外科医生治疗所造成的，那时候我们全家人竟然都忘记了，五年前，胸前的这个肉瘤曾经是爷爷用艾灸治好的。

父母对爷爷变得非常不耐烦，明确警告他，年纪大了，不能再给人看病开方，避免抓错药让家里吃官司；而我上了初中后，学业负担重，也被告知，成天和爷爷瞎聊是没有前途的，平时放学回来要赶紧做作业，不要经常跟爷爷待在一起。

一方面，年幼时一起翻山越岭出诊看病的那个爷爷不断在我脑海里浮现。一方面，父母的态度开始在家庭内部传染，有时我也会接受父母给爷爷贴的标签，认为他是一个酗酒而无所事事，经常给家人招来麻烦的人。

这种矛盾感让我成长得很纠结。母亲经常在饭桌上指责爷爷，直到有一天我无法忍受，于是公然跟母亲顶嘴，斗气。因为我觉得母亲对爷爷不耐烦的语气和措辞伤害到了我。

在爷爷生命的最后十年，我们家的关系非常敏感，几乎每餐饭都会发生争执，弄得不欢而散。我经常看见爷爷一个人躲在房间仰面长叹，不仅是他晚年过得很抑郁，我和母亲的身体也受到了严重的影响。尽管我们每个人都很渴望家庭和睦，但始终找不到这种家庭问题的根源。

高中毕业以后，我第一次读到艾宁的回忆散文《问中医几

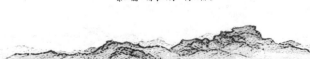

度秋凉》，读到她们一家三代对于中医感情的一波三折，作者对母亲与中医的态度，由童年的敬仰、中年的猜疑，再到老年的回归……读到这些文字，我的内心产生了巨大的共鸣，格外地喜欢这本书，还买了数十本送给朋友，那会儿我是多么地渴望我的家庭也能早日走到这一天。

后来我上了华东师大，图书馆里有丰富的心理学丛书，当我看到荣格的分析心理学，才明白我家庭所经历的问题，其实是人类社会四种意识间的矛盾造成的。这时母亲也因为更年期身体诸多不适，开始找中医调理并逐渐好转，慢慢又开始对爷爷的态度有了转变，家庭关系也日趋缓和，不过那已经是爷爷临去世的最后一两年了。

荣格认为，每个人的思想行为都受到个人意识、个人潜意识、集体意识、集体潜意识这四种意识的影响。

以我的家庭为例，家庭关系紧张的背后存在如下四种意识的冲突。

我童年随爷爷出诊看病的成长经历，已经在我**个人的潜意识**里把爷爷那种与山水为伴、草木为友、治病救人为业的生活形象认定为自己心灵成长的方向。爷爷不仅是我血缘关系上的亲人，更是我人格成长的一个投影，众多病家的认可和感激更是加深了个人潜意识对于这一投影的认可和追求。

而社会发展、西医的普及、舆论的倾向，不管对与错，这些都导引着这个时代走向一种**集体意识**，那就是只有输液打针

才是最快的，只有放疗、化疗才是先进的，只有指标参数才是精确的……当"中医落后，应该被取缔"的社会集体意识形成，不管这样的论调有多荒唐愚昧，却如同公理一样被世人所接受，懒得去怀疑。

但我们的华夏先祖在这片土地上繁衍生息了几千年，作为华夏先民的子孙，我们的血脉里又与生俱来地包含着中医的文化基因，对中医药有着天然的认同感，或深或浅，共同形成了华夏民族对于中医感情的**集体潜意识**。

每个人在**个人意识**层面都极力想做到理性，无形当中又无时不受到以上三种意识的影响。我的父母作为社会的一员，每天上班与大量的社会信息接触，当一个时期，法制不给民间中医予以认可，社会舆论又充满着各种攻击，父母对于中医的看法也会随之改变，进而体现在对爷爷的态度上。

但我的个人潜意识却无法接受家人对爷爷的转变，否定爷爷无异于否定自己的成长方向。是这种潜意识的不被认同感，激发了我对父母的反感，让我打着维护爷爷的名义与他们闹情绪。

一个民族的群体潜意识，始终流淌在个人的体内。随着父母步入老年，生命规律促使他们自然而然地向中医药文化寻求帮助。他们的人生经历，特别是就医经历，直接指向中医价值的客观实用性，他们又开始逐渐回归对爷爷的认可，而且是由内而外地感到中医真好。

我们家所经历的痛苦和艾宁的家庭以及千千万万个传统中

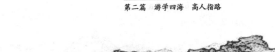

医的家庭一样，其实都是这个时代背景下四种意识之间的冲突所造成的，在历史与集体面前，个人与家庭的命运都太渺小，很容易受到无辜的冲击。

换一个角度看，有的个体，不管他是出于潜意识的自卑而渴望关注，还是被时代的集体意识有失偏颇地引导，他们那么愤慨、激烈地要求废除中医，但血脉里依然流淌着祖祖辈辈遗留下来的文化基因，这种集体潜意识，始终召唤着他们，直到某一天他们的个体意识足够成熟，能不掺杂个人潜意识的某种满足感，合理地去看待社会集体意识的是与非，并与融于血液里的集体潜意识和谐相处，他自然也就会停止叫嚣了。

所以，对于某些学历头衔高挂、陈词言论骇人的中医黑分子，我只想说，他们不过是个人意识极其不成熟，为人处世不能理性剥离其他几种人类意识干扰的，人格尚不健全的人，他们的某些惊悚的言论，与未成年人的呓语又有何区别呢？

第 六 节

临行撰书别双亲

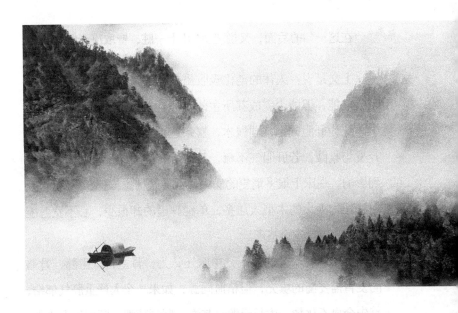

　　我读高中的几年，是家庭关系恶化最严重的时候，母子俩几乎到了无法沟通的程度。在印象里，一家人就没怎么开开心心地吃过饭，饭桌上的争吵导致进食的时候总是伴随着怄气，我感到

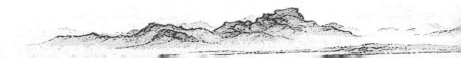

自己的消化变得很差，从初中到大学毕业十年间我只长高了不到十厘米，身高基本停留在小学毕业时的一米六多一点，远远不及我的爷爷，人也很消瘦。

《素问·六节藏象论》里讲了五脏六腑各自的生理功能，其中在"脾、胃、大肠、小肠、三焦、膀胱者，仓廪之本，营之居也，名曰器，能化糟粕，转味而入出者也；其华在唇四白，其充在肌……"

在这一句的后面，又说道："凡十一脏，皆取决于胆"。

上文是说：人体的消化吸收虽然靠的是脾胃大小肠的腐化吸收功能，但能否完成其所主的生理功能，却取决于胆。因为中医认为肝胆同源，同属木，喜条达，恶抑郁，主人身阳气的升发与收藏，**若肝胆气不疏，其他所有脏腑的气机升降也会受到影响**。临床上很多消瘦的病人，往往是情志抑郁、思虑过重、精神压力太大的木型人居多，单纯脾虚的却很少，心不宽怎能体胖呢？就是这个道理。

关于不长个儿的原因，中医还认为，肾主骨，生髓，骨骼的发育需要髓的填充，但精血同源，**如果一个人严重肝气郁结，首先会血不化精，生长无源**；其次，肝司疏泄，肝郁气滞之下，肾水里面的坎阳也没有办法合理释放，就无法温煦脏腑和推动人体生理机能正常运行，用西医的话说就是生长激素分泌不够。

因此许多名老中医都主张疑难杂症从肝论治，经方大家刘

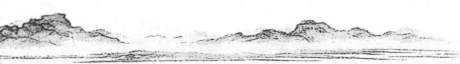

渡舟就有一本书叫《肝病证治概要》，讲了很多以肝入手调病的思路。

罗大伦的书中有一个方子，用三七炖鸡肉，就是针对小儿体内瘀血已经深入骨髓后导致不长个儿提出来的。这个方子挺好，偶尔我也会用来给自己喝。

大概即将高考的时候，我已经发现了自己身体上的诸多毛病亟须调整，于是开始有意识寻求医学的帮助。毕业不到两个月，就看了大量的中医文化相关书籍，从国学大师南怀瑾的《小言黄帝内经与生命科学》，到梁冬对话徐文兵，再到倪海厦《人纪》，逐渐转向系统的中医学习。

这时的爷爷已经突发脑溢血后两年，虽然意识清醒，活动自如，但在父母强烈反对下，他已经多年不开方，生病以后也是让父母为他买西药，完全苟同了社会对于自己的看法，失去自信，连给自己调理的意愿也没有。哀莫大于心死，看到爷爷这个样子，我真的很悲伤，毕业以前就立志报考北京中医药大学。

事实上当年自己的考分还是蛮不错的，纵观先前五年北中医在我省的招分状况，我的分数均非常靠前，如果填该校，被录取的机会很大。那会儿我在一些论坛里听说北京中医大有一个岐黄国医班，招的学生都是清代御医们的后代，心向往之已久，虽然知道自己是没有资格进这个班，但起码能和这些名门之后同窗五年，相信一定能学到不少东西。

在我兴冲冲想要填报北中医的时候，母亲再次以她社会历练的经验为由，打着理性分析、前途为重的名义，强烈地阻止了我。她说，网上的行业数据显示，当前平均工资最高的专业是在金融、土木工程、通信、计算机等领域；而中医药价格太低廉，在医院里没法创收，做一名中医将来在医院地位肯定会很低，生活无疑会十分艰难，我兴趣爱好广泛，选择金融或者计算机也不错……为此，我们母子俩又做了激烈的争吵，几乎有一周的时间处于非常敏感的僵持状态。

后来母亲巧妙地选用了两个方法来说服我，一进一退，一张一弛，算是颇费苦心，用意深远吧。

一方面，她神色严肃，毫无退让地跟我说："我们不反对你填报中医院校，但你自己有色弱，你想报哪所大学，事先打电话到对方招办问一问，看人家医科大收不收，如果不收，你执意要填，到了大学之后是会体检复查的，那会儿再被退回来，复读一年的果子可不好吃……"

这话着实吓着了我，当时我刚挣脱高考的枷锁，并不想回到那个考试的牢笼。我乖溜溜地找来北京中医、成都中医、广州中医等一些大学的招办电话，谨慎询问，结果是：每一所中医药大学都明确答复，色弱拒招，就连当时厦门大学有一个中医药文献专业，大概因为极其冷门，还不收学费，人家也在电话里说不收！接连吃了闭门羹，我的心里很不是滋味。

另一方面，母亲亲自带我找了一趟我们当地人民医院的院长，他是我们家的世交，想让这位院长叔叔，把当前中医的现

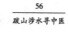

状，以专业人士的角度给我讲清楚，让我趁早打消学医的念头，但如果我对中医实在感兴趣，也可以请他出出主意，另谋办法。

首先，站在成年人的角度，这位院长叔叔确实给我讲了很多中医的凄凉现状，不过那会儿我并没听进去多少，倒是他后来话锋一转，又说道："年轻人想学中医也是好事，不去医学院，可以走师承嘛，国家早就有允许师承学习中医也考证的政策，你反正只是对中医感兴趣，不必在意那个学历，我们院里的几个老主任，医术都是很不错的，你就跟他们拜师，每年寒暑假回来，一样可以跟他们学。"

言者无心，听者有意，我一听学医还有师承这么一说，生拉硬扯非得让这位院长叔叔当时就给我办理。或许是拗不过我，又或许是出于缓兵之策，想让我早点打消填报中医大的想法，母亲请那位院长当天就给我办理了师承关系，师承老师就是院里的两个主任医师，见面时，他们还宽慰我，大学寒暑假随时可以来医院学习。

这招还挺管用，回家后我一下子没那么激进了，于是就根据高考分数的实际情况，选择了华东师大的金融大类专业。

与中医院校失之交臂，并没有削减我对中医的热情。爷爷郑重地把他的师父留下来的一些手抄本医学笔记传给我，里面大多是像张景岳、陈修园之类的医学名家有关医理、诊法、汤药的描述。摊开泛黄的古籍，一个个字迹隽秀的小楷字映入眼帘，米粒大小的字体，一笔一画都那么工整严谨，仿佛六十年前，祖师爷正襟危坐，提笔伏案，心无旁骛写书的身影若隐若现，让我感到欣喜而震撼。

挣脱了高考的束缚，我疯狂地浏览着各种中医论坛，脑袋里突然萌发了游访的念头。反倒是暂时没想过要去医院，直到今天我自己坐堂看病了，也很少从心底把中医跟医院联系起来。因为在我的眼里，中医看的是人，分析的是阴阳五行、节气更替、物候消息等自然规律是如何影响人健康，完全是一种自然哲学；而医院看的是病，通过指标检测，定义人体的健康状况，然后再去调整指标到标准定义下的正常值，自始至终面对的都是指标，而不是人，更谈不上哲学的高度。

那时候央视正在放一个纪录片《问道武当》，道家无为而治、天人合一的思想与影片如梦如幻的画面交相辉映，引人入胜。这种通过修行达到人与自然完美融合的生活方式是那么的让我着迷，一种神秘的声音时常在我脑海里浮现，召唤着我回到童年的大山里，去寻找生命的归宿。

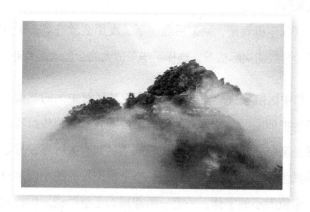

吸引力法则不止一次地在我人生中应验，我在网上认识一位叫真如的网友，他告诉我，自己游览武当山时结识了一位湘潭的道长，名叫罗金，为人挺好，修行方面也很有心得，可以推荐我们认识。我一听高兴极了，因为道家气功打坐之类的内证修身术一直被我认为是通往生命真谛的某种桥梁，能指引我对中医产生更真切的领悟，我正愁找不到师父学习呢，而湘潭离我们家坐火车大概只有十个小时的路程，不算远，对我来说这不啻为天赐良机。

没多久，我就得到消息，罗道长同意我去拜访他了。于是我迫不及待地开始筹备游访的事项。

临行前，我最不放心的就是父母的身体状况。母亲因为提早更年期，经常五心烦热、失眠、胸闷，长骨刺、肾结石……当时我并没有能力去为母亲调治，加之和她交流极为困难，有时看见她拖着病重的身体做家务，我也会陷于深深的自责之中。最后我想到了一个办法，就是把自己毕业两个月以来所看的养生文章，整合成一本养生文集送给他们看，让两位老人能在日常生活中依照中医的方法论去保养自己。我心想，书的说服力肯定会比我强。

于是我从樊正伦、徐文兵、刘力红、刘逢军等诸多中医名家的著作中收录了大概50篇左右的文章共计20万字，按照"养生总论""养生方法""健康评论""身心调养"分类整理成四个板块，稍作整理校正，附上序言，编排成册。

现把序言摘录于下：

本书之集成缘起于今年仲夏大学新生开学在即，余将赴沪求学之际，当此之时家母以长期辛勤持家，积劳成疾，身患骨刺而痛不堪言。浅回首不过几载，母亲体质实已每况愈下，此皆咎余生性顽劣，乖庚恣意，履行不轨，令其常忧心劳累，心不能安，神不能守，渐至憔悴。每思至此，余徒有愧意而不能有所为，实乃人之败絮莫过于此。

家父年且六旬而不尚游，于家悉心照料祖父，以身行教告之余"父母在，不远游"之真谛，相较之鲰生曾不能尽晨省昏定之职，孝心千万不及其一。

常省，常疚，前思后忖，企搜罗养生文章若干待他日游子在外，双亲能依文自行调养，健康常在。呜呼，此等天真之想法，实则不负责任之举！

较之双亲含辛茹苦二十年哺育之恩，任劳任怨，无微不至，《医林拾遗》之整理犹如蚁穴之于长城，未迄一日，余即从近两年来所阅历中医养生文章中筛选出本书主体。讽刺几近于此，吾辈毕其一生亦难偿反哺之恩矣。

然本书定稿之时短，文非不精矣。余尝于两年前，盖作息无律，又乏于锻炼，健康日衰，以至波及学业达到不可不在意之田地。当是时，唯有中医之博大学问能指引余以健康之道，于是每日站桩兼涉猎中医理论以辅，始有好转，臻于强健，悉皆获益于本书之文。是文余皆反复拜读不下三遍，文中虽无黄金屋，但有健康长寿要领，窃以为胜过世间功利书籍百千，读罢不忍就删，收藏于电脑中，方需汇编本书时，随手拈来，构成本书内容主要部分。

唐代名医孙思邈曾有言"人命至重，有贵千金"，然纵观当下生活现状，慢性病诸如骨质增生、腰椎间盘突出、风湿、糖尿病等日趋低龄化，犹梦魇笼罩千万人生家庭，令人咋舌又无力。所谓无力者，实则西医之技于此难挽狂澜而已，若藉中医文火加以调理确可医治。又《淮南子》有云："良医者，常治无病之病，故无病；圣人者，常治无患之患，故无患也。"故防重于治、未老养生之理念亦当早而树之。

此外，余于扎堆书海挑灯夜读之时，常悟中医之所以博大精深者，不止其能治病也，更在乎其融于我华夏文化之血脉矣，遂能千年不老，饱含生机。其能治病也，故能使人信之，由此观之，中医必将成为挽救我传统文化之最后防线。古语云：上医治国，中医医人，下医治病。诚然，医道之精髓可做治国之良方也。

医诚艺也，医道之本体是人学，其精神方式是美学，其文化基因乃中华文明之国粹矣。弟子不才，然甘愿做传统文化之布道者，亦期读者能从国学宝库中收获精神之食粮，高尚之生活态度与处世观念，继而真正喜欢上传统文化，并能自觉为往圣继绝学。

序至此，言将尽，思十月胎恩重，三生报答轻。慈母倚门情，游子行路苦。衣穿慈母线，囊罄旅人金。有生一日，皆报恩时。儿求学在外，誓当严于律己，加强身修，完善人格，愿父母亲大人万福金安，无须担忧。亦祝天下为人父母者身体安康。

杨博文

壬辰年七月于家中巴掌书屋

书编好后，已经八月中旬，我顺利地被华东师大金融大类专业录取。上大学所需的床被已提前寄到校方，该准备的证件行李也都弄好，我随意找了个要提前去学校参加志愿者培训接待新生的借口，就妥妥地告别了父母，第一次踏上离家远行的征途。

衣穿慈母线，囊馨旅人金。在车站与父母道别的时候，我的泪水忍不住直流。

火车在看不到尽头的铁轨上缓缓前行，前方的路有多远，自己能不能在医林学有所成，我对自己的未来充满了迷茫和疑惑。

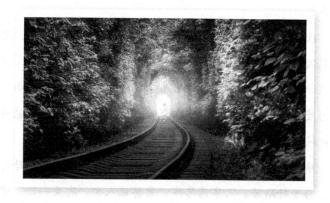

第 七 节

湘潭访道示行人

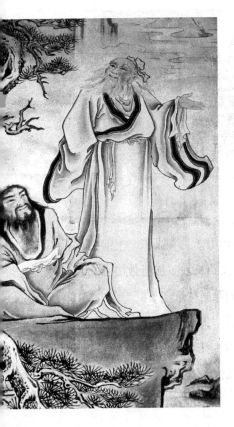

难以抑制第一次离家的兴奋，在火车上彻夜未眠，第二天中午十一点，我便到了湘潭。

2011年，那会儿我用的还是诺基亚一款老旧的半智能机，没法用百度地图查看路线。一下了火车站，我就与在上海从事IT职业的姐姐短信联系，把那位罗金道长告诉我的地址转发给她，让她帮我搜索乘车路线再短信告诉我。幸好道观并没隐藏在什么深山老林，公交转了两次，步行半小时，我终于找到了罗金道长的道观。

这个道观叫什么名字我一

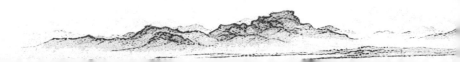

开始就没在意，现在也想不起来了。它坐落在湘江旁边，一个立交桥下附近，由于年代久远，路基垫高，道观已经低于公路好几米。走进去也很破旧，大殿里供奉的道教神仙我一个也不认识，两面的墙壁上挂着由道教协会任命的负责人名字。我思忖着，不管庙多破，地儿多偏，只要有人民政府的委任状，就不怕遇到什么贼狼鼠辈。当然，事实上我也从未怀疑过自己在求访路上所遇到的所有人。

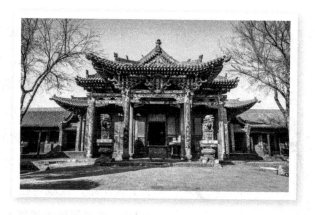

越过大殿，后面是一个小院子，像一个小四合院一样，两旁是厢房，后边是主房。一个青年男子见有人来，上前接待了我，我说明来意，他告诉我说师父到长沙参加道教协会的会议去了，下午就回来，于是把我带到厢房休息。

我用自来水冲了个凉，感觉这里的水质非常好，清爽干净，冲到皮肤上很柔软，让我一下子对湘江产生了敬意。一夜没睡，我的眼皮子早已上下打架，洗过澡倒头就睡着了。

直到黄昏时分，落日的余晖透过窗户映到我的枕前，迷迷糊糊中，听见一阵轻快的敲门声，是那位接待我的师兄，"师弟，师弟，师父回来了，你快来见过师父吧！"

一听师父回来了，我一下子精神起来，从床上一跃而起，三步并作两步跨下楼梯，来到主房的厅堂。

只见厅堂的正上方，坐着一位四十来岁的中年男子，双目炯炯，神清气爽，手里端着茶杯，慢慢地品着香茗，动作轻盈，好一副潇洒自在的样子。他没有穿道袍，但我断定应该就是罗金道长，我连忙走上去，也不知道哪里学的礼节，赶紧鞠躬作揖。

"道长，我是之前网上那位想跟您求道的学生"，我忙做自我介绍。

"你叫什么名字？"道长看着我，面带微笑，语气轻长。

"杨博文。"我恭敬地答道。

"楊者木合易也，木乃草木之品，易通陽，你的姓，注定你人生的开头与延续会与本草为伴啊。"道长一边说，一边在空中挥写着我的名字。

"啊！"没想到道长竟从我的姓说出了我的身世，我大吃一惊，还没愣过神来，又听见道长接着说道——

"博者从十，从甫，从寸，人到中年，如果能坚守信仰，把自己的事业立根于寸土之中，你应该能成为一个有担当的人。"

我古文学得还不错，知道道长所说的有担当的人，指的是"甫"字，古代对于男子的褒称。他说有信仰，让我一下子察觉

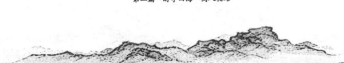

到，"十"字不正象征着很多宗教信物吗？

"寸字嘛……"道长稍微停顿了一下，"寺也从寸土生，你有空可以多去寺院逛逛，也许那儿能给你的发展提供很多帮助。"

"嗯——"，我似懂非懂地点点头。

"文者，文以载道也，点横之下爻相交变也，阴阳之道也，顺于心性的成长，你以后可以做一些文化的总结。"

第一次听到有人这么解构我的名字，真让我耳目一新。我一下子傻了眼，久久没回过神来。

过了好一会儿，道长才打断我，"吃饭吧，天色不早了，粗茶淡饭随便吃一点。"

"好，好。"我忙应声道。

道观里吃的都是一些青菜豆腐、应季蔬菜之类的食物，而且放油极少，吃起来反倒香喷可口，席间我见道长正襟危坐，细嚼慢咽，食而不语，其他几位师兄也只顾专心吃饭，明白了其中规矩，也默不作声，不敢交头接耳。

餐毕，我连忙起身，道长却早已明白我的心意，挥了挥手，"天色已晚，你也舟车劳顿一天，今晚就先到客房好生休息吧。"

想想不仅是我，道长也刚从长沙回来，不便打扰，我尽管意犹未尽，还是回了客房。

那晚，月华如水，倾泻在我的窗前，如地上薄霜，静谧而沉凝。第一次出远门，坐了一天的火车，一路上遇到太多新鲜

的人和事，让我既疲惫又兴奋，很难入睡。我隐约听到湘江之水拍打堤岸的声音，清幽绵长，道长对我名字的解读又反复地出现在脑海里，仿佛我的生命在冥冥之中早就注定，我到底是谁？我的人生应该怎么走？如何而甫？如何能文……各种胡思乱想涌上心头，这一夜我又失眠了。

第二天一早醒来，只见道长已经在庭院里擦汗了，应是刚练完功，我赶紧走上前去，恳请着说："道长，您能教我气功吗？"

"气功不是随便练的，你可以从站桩开始。"道长语重心长地说。

我听出道长有要教我两招的意思，也极为高兴，连忙答应请求道长指教。

于是道长给我讲起桩功的渊源来：

"在唐代药王孙思邈的《备急千金要方》中，记录了两种颇具可操作性的养生术，一种是《天竺国按摩法》，一种是《老子按摩法》。后人将两种按摩术"中西合璧"，创编了《易筋洗髓经》，从此奠定了拳学桩功的丰碑基石。世传曰《易筋经》盛唐即有之，实非空穴来风。

目前拳学桩功屈指难数，百脉同流，皆莫外《易筋洗髓经》，功架或不相类，而功理功法则一。

桩功千变万化，不外乎动静两种。其动功不外乎平立斜三种圆运动及离心向心式直线运动，其静功不外乎中庸平和的

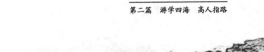

"松"和层层加力的"紧"。而这动静两大类功法，均早已存在于《易筋洗髓经》中。近代种种"发明创造"，均没能逃出《易筋洗髓经》的范畴。

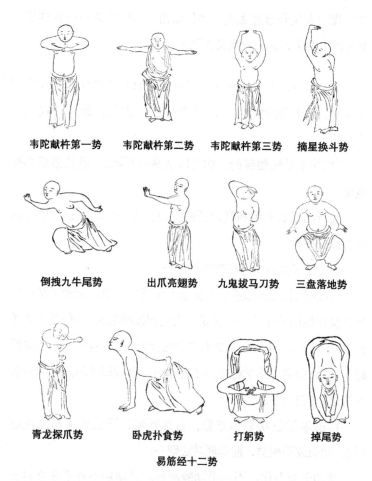

韦陀献杵第一势　　韦陀献杵第二势　　韦陀献杵第三势　　摘星换斗势

倒拽九牛尾势　　　出爪亮翅势　　　九鬼拔马刀势　　　三盘落地势

青龙探爪势　　　卧虎扑食势　　　打躬势　　　掉尾势

易筋经十二势

"那这桩功怎么站的呢？"我有点迫不及待想体验一下这神秘的养生术。

"桩功由功架和功法两项内容构成。

功架就是桩功的姿态，亦即桩架。身体的任何间架状态均可作为功架，任何一种功架均有其一定的指征和功效，相应也均有其缺陷和弊端。桩架只要大形不错，体态自然舒适得力即可，小节尽可不拘，但站桩的要领，也就是功法，却非常重要。"

我听得入神，道长摆出一个马步桩的架势，让我也跟着站好，他一边帮我纠正站姿，一边接着说：

"站桩的姿势最根本的一条：头顶百会上提，好像一根绳子把人从天空吊着，尾闾往下垂，一个脊柱两头抻，目的是把脊柱拉直。"

"虽然人们脊柱的生理弯曲是为保持人体平衡而自然形成的，但往往是身体很弱的人脊柱的弯曲度较大，脖子往前弯。胸向后凸，腰往前塌；而体魄健壮的人腰板却挺得很直。因为身体好，体内气就足，前面有丹田气充着，能把上身撑起来，腰可以不往前塌，丹田气不足，身体撑不起来，就得靠腰部的脊骨前屈到丹田部位来撑着，才能保持身体平衡。"

我竭力按照道长说的要求做到标准姿势，只觉浑身上下难受无比，尽管咬紧牙关死撑，但感觉度秒如年。

道长看在眼里，也不理会，继续说着："我教你的这个桩，叫三心并站桩，即站桩时两臂在胸前呈环抱状。含胸拔背，腰

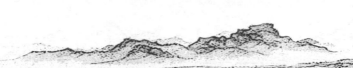

腹部放松，命门向后突，尾闾下垂（以两足跟连线为边向后做一等边三角形，三角形中心是尾闾指地点）。两脚成后八字（内八字）平铺于地，两膝放松微曲内扣，圆裆，两大腿根部回收成一空虚三角并有向两侧撑开之意。整个身体下蹲呈似坐非坐状，姿势高低依体质而定。腰椎前曲，就影响了丹田气的聚集。要通过练功，把脊柱拉直，丹田那里就可以容纳更多的气了，气足了，腰椎自然就后凸挺直了。"

道长话没说完，我已经四肢发抖，摔倒在地。

我感到很窘迫，灰溜溜地站起来，默不作声。道长笑着说："刚开始能站到这样很不错啦。每次站桩时间最好不要少于一小时，这是培补肾气、通透全身最可靠的功法了，尤其要注意自始至终都是拎着百会、提着会阴的，而且要一直提到头顶上方一尺远的虚空处，和百会一起拎起来。持之以恒地练下去，你会找到你最想要的结果的……"

"是的，我一定会按照您教的认真练习。"

"嗯，我能教你的就这么多，往后可经常去寺庙里走走，树立起自己的信仰，你的人生才会走得更坚定。"

"可是，道长，我想向您拜师！"我坚定地说道。

"拜师？你为什么要拜我为师？"

"我想向您学习修行的方法。"

"该教的我都教你了，你我之间的缘分也就这么多，不要太执着。"看我很激动，可是道长的语气仍旧那么平和。

我一时半会儿不知如何表达，只听见外面有人叫："师父，

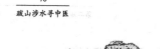

道协的车到了，他们来接您去岳阳呢。"

"好，我这就出来。"道长如箭步般转身入了内堂，收拾好行李，穿上道袍，拿起拂尘，神采奕奕地走出来，他额顶光亮，眉宇清晰，轻快地从我身边飘过，停了一下，"我这两天去岳阳交流，晚上不回来，你休息一下，去韶山看看，早点去学校吧，以后有机会再来。"说完就上了道协的车。

我看着汽车远去的背影傻站了很久，与罗道长的相识来得这么快，我完全还没缓过神来又分离。道长走后，道观又变得冷清许多，几个师兄扫地，劈柴，看书，各自忙活着自己手里的事，也没工夫搭理我，我突然想起这里离毛主席的故乡韶山和求学的地方长沙都挺近，何不去走走呢？于是收拾了行李跟几位师兄道别以后，乘车去了韶山。

七八月份，正是各地旅游景点的旺季，韶山作为毛主席的故乡自然也不例外。除了毛主席的故居，其他大多数文化纪念馆都是新建的，我看了一下，觉得没有太多吸引我的地方，于是就转乘去了长沙。

我读初中时最喜欢看的一部电视剧《恰同学少年》就以毛主席在长沙师范大学读书时代为背景，讲述了青年毛主席在长沙的许多故事，影片中许多题材都发生在岳麓书院、橘子洲头和师范大学，这些讲述主席风华正茂时期的故事生动有趣，给我留下极为深刻的印象。特别是影片里讲到毛主席与萧子升在一个暑期一起横穿半个长沙徒步旅行的故事，让我尤为向往。

到达长沙时，夜幕已降临，一下大巴，我就径直坐上公交，奔向橘子洲头。

湘江，长江中游南岸重要支流，又称湘水，源出广西临桂县海洋坪的龙门界，于全州附近，汇灌江和罗江，北流入湖南省，经17县市，在湘阴濠河口分为东西两支，至芦林潭又汇合注入洞庭湖。干流全长856千米，流域面积9.46万平方千米，沿途接纳大小支流1300多条。

看湖南需记四水，溜长沙唯饮其江。千古沧桑，盖其巨变而不变；名流如云，屈夫子女英娥皇。千百年来，有无数的诗人骚客尽情地传诵她的悠长……在湘江风光带边我流连忘返，静看四面环水的橘子洲，我深切领略到当代伟人的豪迈："独立寒秋，湘江北去，橘子洲头……"那千古流传的诗词，耳边犹响。再看那霓虹闪烁的彼岸，一片灯火阑珊，而淡定从容的橘子洲头，却似出尘脱俗的仙女，冰清玉洁，安娴优雅地玉立在湘水中央。

隔江而望，月光如水，温柔地倾泻大地，融融的月光下，峰峦重叠的岳麓山依稀可见，刹那间，我似乎又闻到了岳麓书院飘逸的墨味书香，"惟楚有才，于斯为盛"那名联绝句，让人顿感湖南人的自豪。

举头远眺，远近几座大桥朦胧入眼，疑似条条巨龙飞越湘江，桥下水波泛泛，桥上车水马龙。凝眸处，月光水色交相辉映，水面云影徘徊，星光缭乱。透过月色蒙蒙，醉看浪花朵朵，湘水悠悠北去，在月光映衬下波光粼粼，清风徐来，尘世浮华、旅途疲惫，一扫而光。

　　江水很长，承载着华夏文明，亘古至今，滔滔不绝，一直延伸到天际。罗道长的话不断在我耳边回响，我知道名字不能代表命运，但信念可以引导生命。湘江之旅，让我看到了人生旅途的方向。

第八节

迷途识返入医林

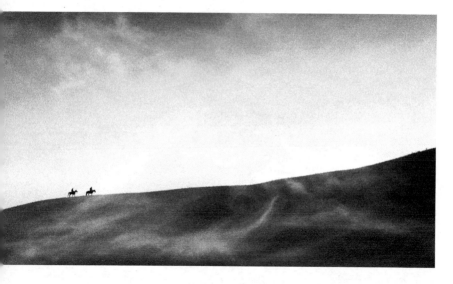

离开长沙后我坐上火车一路向东，沿途参观了绍兴、杭州、乌镇等几个具有典型江南水乡风格的历史文化名城。走出大山，第一次漫步在华东平原，深刻感受到祖国山河大地如此娇美秀丽，流连忘返，对江南产生了无尽的喜爱，也为大学

毕业后隐居杭州富阳潜心学医的选择埋下伏笔。

步入大学，我很快又投入新的学习状态。我所读的华东师大在上海闵行，远离市区，看不到繁华，也感受不到喧嚣，让我能比较静心地待在学校，整日与书籍为伴。

我念的专业是金融大类下的保险，一分科就被校导师们灌输精算师是未来几十年整个金融行业缺口最大的职业，前途不可限量，所以在很长一段时间里，我埋头苦读精算学的教材，每天做大量的金融数学习题，经常来回在邯郸路复旦大学与东川路本校之间参加精算师的辅导和备考学习。

人越是在精神紧张的时候，越渴望得到身心上的超脱与出离。为了缓解学业上的压力，我开始尝试练习罗道长教我的桩功，很快在操场上吸引来一批各学院志同道合的朋友。有的是哲学系的博士，有的是数学系的研究生，有的是计算机系的天才。我们经常晚上吃过晚饭以后在操场散会儿步，就开始站桩，切磋拳艺，谈论古今，指点武林诸家。

记得有一个计算机学院的朋友叫黄成超，虽然只比我大两岁，但看起来敦厚稳重，温文尔雅，颇有一代宗师的大家风范。他在武术方面的悟性非常之高，已经把站桩与呼吸吐纳融入吃喝住行，四肢百骸早已节节贯通，出拳发力渗透延续，肌肉筋骨却极为柔软，通过在自己身体上探索实践，发明了许多擒拿的动作，经常教我们如何用于防身自卫。他说话雄浑有力，又不急不躁，看待问题总是极其大度能忍，我们都非常喜欢跟他一起。

　　起初我以为黄兄只是个人修养好，后来才知道，在他身上体现的正是传统气功易筋洗髓的效果。因为人的肝主筋，如果把经筋体系比作河床，那经络气血就是河流，河床越平整，河水才越通畅。因此自古就有"**筋长一寸，延寿十年**"之说。一个武术大师，如果能把自己的筋练得非常柔软，除了能让经脉通畅，气血调和，还可以养血润肝，疏解肝气，当肝气条达之后，自然情志舒畅，待人接物心平气和，大事当前临危不乱。而肝肾同源，五脏之中肝为肾之子，肝体充盈的结果，会进一步填髓纳精，以后天气血反补先天精气，令肾气充沛，促进髓海推陈致新，整个人脱胎换骨，达到《道德经》里说的"**抟气致柔，能婴儿乎**"的状态。

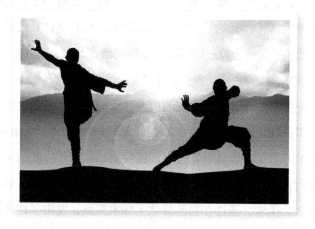

　　所有站桩的朋友当中，我的底子与悟性是最差的，始终难以在实证上获得体验。但大家从不嫌我笨，因为习武过程中难

免会磕磕碰碰。不过，我儿时随爷爷一起学到的许多跌打外治方法就能在这时大显神功，派上用场。

有的朋友受伤以后青淤持久不消，我就推荐他们到网上买艾叶、红花、虎杖之类的药物用来在寝室里泡脚，结合热敷，消肿镇痛的效果一点儿也不比云南白药差。这倒不是因为方子有多神奇，而是泡脚之后可以改善全身微循环，更助于推动药力。外治疗法非常讲究技巧，我正是从爷爷那里受到很多启发。

有一次，一个朋友脚踝部受伤，包扎拆线以后，反复溃脓，难以愈合。学校离医院较远，大热天的外出一次伤口疼得更厉害，而且像上海这样的大城市，医院从来就人满为患，很难挂号。实在没有办法，他找到我，说不管怎么样，反正是把性命交给我了。

看着他难受的表情和信任的态度，我很感动，心理压力也很大。尽管从小看爷爷治疗很多外科疮疡的病人，可独立应诊这还是第一次。我心想，伤口收湿（即变干燥）并不难，中药里甘淡渗湿，苦寒燥湿的方法比比皆是，更重要的是为什么患者的伤口总是难以愈合呢？

我突然想起了小时候爷爷告诉我的一个常识，那就是受伤以后，一定要少吃盐。这个在刘力红的《思考中医》里也有提到，说古时候有一些劫富济贫的医生，专治蛇毒，遇到贫穷的患者，几天就给治好，遇到富贵人家呢，则迁延不愈，要吃上大半年的药伤口才能愈合。

这是因为有个小诀窍，医生没有告诉病家——伤口不愈合时，尽量少吃盐。

联想到这里，我马上瞅了瞅朋友，感觉他面色水暗，我心里全明白了，想必他也是个嗜好肥甘厚腻之人，于是灵机一动，心生一计，跟他说："要我治疗可以，但你得保证喝三天食堂的薏米粥。"

朋友丈二和尚摸不着头脑，感觉怪怪的，但为了痊愈，满口答应没问题。

病有标本，本找着了，标的治法就随意得多了。因为我随时备了一些参苓白术散在寝室，我想砂仁、白术、茯苓之品其气平和中正，其质燥而不腻，既然可以内服利湿，外敷收水理所当然也能奏效，所以就给他的伤口抹了一些参苓白术散粉，然后他每天过来换两次药。三天以后，朋友来感谢我，说不仅湿去疮合，而且长期慢性咽炎也不治而愈，一时间在我们拳友圈里疯传，让大家更是对我刮目相看。

因为这样，拳友们也特别喜欢我，经常向我请教中医养生的问题。有的女同学痛经，我就建议她们去网上买**花椒、吴茱萸、肉桂丸贴敷肚脐**，一周下来，效果立竿见影。但有的同学经常胃酸泛呕、常年鼻炎、心悸失眠等，我那时候却完全没辙，不知从何入手。

是人民群众的需求，激发了我对于全面学习中医的渴望，并深刻意识到自己当前的水平还太肤浅，我必须尽快在自己的专业与中医之间找到平衡。

　　我和拳友们经常一起去吴泾码头徒步，望着黄浦江上来来往往的货船，我们畅谈人生与理想，好不乐哉。一位中文系的博士大姐，说毕业以后最想工作的地方就是中国国家图书馆，一辈子待在书的海洋里漫游；而一位传播学院的学长，自小生活在太极拳的发源地邯郸，对武术如痴如醉，他说毕业以后想周游全国，去发现民间的武术高人，传承技艺。一位巴蜀之地的怪才叫雷文强，他说自己从小学毕业就开始学习周易，在蜀中得到很多高人的指点，让他看开了对名利的执着，根据易理卜卦推算，自己未来的事业将在海域之东，所以他决定去新加坡国立综合大学做大数据研究，没想到一年以后，他真的收到了新加坡国立综合大学的信函，邀请他去那边直博。受他启发，我大学毕业的论文设计就是针对中医与大数据融合的探索。

　　在我们当中，理性思维最发达的是数学系的研究生季哥，他是一个虔诚的佛教徒，他说他的理想是超越生死，不堕轮回，证得究竟解脱。一开始我们觉得很好笑，但季哥耐心地给我们介绍许多佛教的基本概念，诸如四圣谛、十二因缘、四无量心等，并引用了很多量子力学与抽象数学的最新理论去佐证佛陀的话语。这让我感到很新奇，一下子思路开阔许多，第一次开始思考生死事大、生灭无常、诸法无我等命题，并在季哥的推荐下每天诵持心经，虽然当时体会不出什么境界，却为今后遇到的很多佛缘播下了一颗菩提种子。

当大家都询问我的理想时，我一时半会儿愣住了，重新思考自己为什么来华师大，想想与爷爷一起行医的经历，还有爷爷晚年的遭遇，我内心油然而生一种责任与使命感，罗道长的话又回响在我的耳旁，做一个有信仰的人，把事业扎根于土地，才能成为一个堂堂正正的男子汉。想到这些，我告诉朋友们，我以后要做一个中医人，用毕生的精力去通达医理，要能为身边的人减轻病痛。

在朋友们当中我的年龄最小，大家或许是出于善意的鼓励，或许也带有真实的信心，听了我的理想，从此都开玩笑称呼我为"未来的名老中医"，还经常关注有关中医的学习情况，四处帮我打听家乡有什么好的中医，想介绍我去学习。这让我觉得如果不把精力好好用在钻研中医上都不好意思。

在 2013 年春季，当我第四次在复旦光华楼参加完 CAA 中国精算师准精算师的考试，把《数学》《金融数学》《经济学》《精算管理》等几门最为基础的课程考过之后，走出考场的那天，我站在光华楼外的草坪上，转身向这座标志性的学术大楼挥了挥手，默默在心里为自己的保险专业之路画上一个句号，终于下定决心要全面开始学习中医。

医林深邃，书海茫茫，为了拟出一个系统的学习计划，我首先翻看了很多名老中医的治学经验。发现四大经典是所有名医所共宗，四小经典乃部分医家自幼谙熟，而历代优秀古籍则各有推荐。

到底哪些书才是适合我看的呢？我思忖着，四大经典艰涩难读，当代医书，又少有能全面传承几千年医学精髓者，于是我从名老中医推荐的古籍里，筛选了一些比较符合我想系统学习中医的书，其中有《医学入门》《景岳全书》《陈修园医书》《医宗金鉴》《医学衷中参西录》等，然后详细翻看目录并了解其论述特点，发现古人的书每本都非常好，暗下决心，这辈子一定要一一读完。

不过其中一本尤为璀璨夺目，光芒耀眼，那就是——《医宗金鉴》。

清初，天花流行，危及宫廷，特别是顺治皇帝也死于天花，令宫廷十分紧张。康熙亦曾感染天花，幸得隔离治疗保全了性命，但也正因为患过天花获得免疫力而得继承帝位。因此，他在位时十分重视痘疹一科与种痘术之推广。乾隆即位后，继承发扬康雍两朝重视医学之余风，并接受太医院院使等鉴于古医书"词奥难明""传写错讹"，自晋以下"医书甚夥""或博而不精，或杂而不一，间有自相抵牾"的奏折，请求发内府医书，并征天下秘籍"分门别类，删其驳杂，采其精粹，发其余蕴，补其未备"。

于是太医院右院判吴谦与康雍乾三朝御医、院使刘裕铎，共同领衔编纂医书，并挑选了精通医学兼通文理的 70 多位官员共同编修，连誊录人员都是经过严格选择或经考试后择优录用的。

历时三年的时间，终于编纂完成，乾隆看后十分满意，赐书名为《御纂医宗金鉴》。在1749年，此书被定为太医院医学教育的教科书，并逐步成为全国医学教学的必读书和准绳，"使为师者必由是而教，为弟子者必由是而学"，影响巨大。

这本书内容极为全面，囊括了内、外、幼、妇、方、针灸、诊法、运气学说、仲景全书及其他几门外科学说，而且配图精美形象。初见此书，我立即对其充满了阅读欲，下定决心把《医宗金鉴》作为系统学习中医的第一本书，不读完绝不放弃。

每天清晨，我六点起床，去食堂吃过早餐后就来到操场先慢走两圈，然后站二十分钟桩，接着诵读一些中医经典，尽管背了又忘，忘了又背，仍然不解其意，但非常陶醉于医古文的韵味与奥妙。等图书馆开门了，我就抱着厚重的《医宗金鉴》找个安静的角落静静地阅读。

翻开首卷《订正仲景全书》，整理校正后的伤寒条文读起来句义清晰，历代名家的优秀注解列次于下，很多之前碍于一家之言所囿，看得一头雾水的条文一下子涣然冰释，让我相见恨晚，欣喜若狂。也正是因为该书，让我知道了历史上都有哪些经典的伤寒注本，为以后逐一拜读勾画了一个蓝图。

《四诊心法要诀》言简意赅，通过歌诀的方式把望、闻、问、切的要点和盘托出，而且读起来朗朗上口。我看累了就高声朗诵一会儿，饶有兴致。我一边读一边暗自庆幸，如果选择的是一本现代教材，估计光是一本《中医诊断学》也得看半年。

《删补名医方论》里的名方个个名声显赫，我早就耳熟能详，却一直不解其理，不知怎用，看了诸家的讲解，终于略窥精微奥义，若有所悟。

杂病与妇幼心法包罗万象，汇总了各种常见与疑难病症，对这些我当时虽然只是一看而过，却也在脑海里留下了些许印象，为今后临床实战夯土筑基立下不小功劳。

……

大概有两个月的时间，我每日与《医宗金鉴》朝夕相处，丝毫不感到枯燥与乏味，每天睡觉前都期待着天明，每次翻看厚重的书本都喜出望外。

后来当我与很多从事中医临床多年，对理论与技术颇具心得的民间医生交流时，他们都不约而同地提到，**如果现在的中医院校，一开始就以《医宗金鉴》为教材培养学生，相信整个中医界的临床水平不至于像今天这样**。因为中医不仅是一门高深的理论学科，也是一门极其朴实的经验式总结技术，临床疗效不仅需要理论的指导，也需要经验技术的累积。**中医整体临床水平的下滑，与只知道空谈"辨证论治"不无关系**。

只读一本《医宗金鉴》当然不足以通达医理，但这本书却足以为每一个临床医生提供丰富的证治准绳与临床经验，至少对我来说是这样。

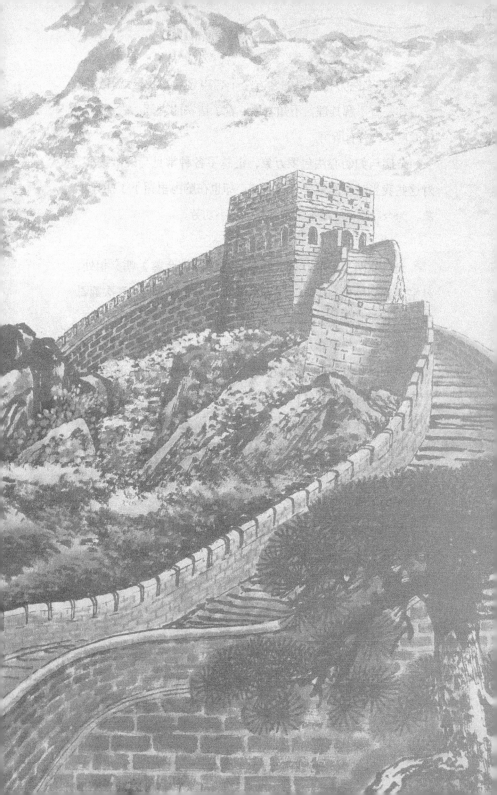

第三篇

博闻广记 灵枢初窥

第 九 节

莲池海会素愿行

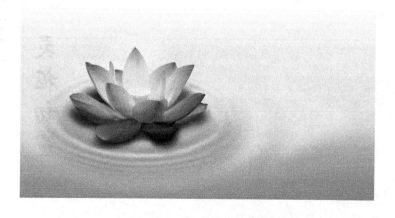

　　一个周末，我从图书馆看完书出来，揉了揉眼睛，遥望天边夕阳，落日的余晖洒在我的脸庞，感觉就像是在对我辛勤耕读一天以示慰问。我正想着晚上吃什么，突然接到季哥的电话，话音里兴奋得不得了，"博文，我在咱们学校附近发现了一家素食店，是一佛友推荐的，评价老高了，咱

们去试试吧！"

因为季哥是严格的素食主义者，他不仅推荐我诵读心经，还经常给我讲解一些"众生皆有佛性""无缘大慈、同体大悲""五戒十善"之类的道理，渐渐地我也由衷表示赞同，所以听到素食店，我也一下子来了兴趣。

我们沿着虹梅南路向北走了不到二十分钟，来到放鹤路附近的一处郊野。

上海虽然到处高楼林立，但在一些主干公路之间，尚有许多未开发的小"围城"，这里民居散落如棋，农田修葺有加，小路阡陌纵横，步行桥鳞次栉比地横跨在蜿蜒流淌的人工河上，饶有风情地勾勒出一派水乡小镇宁谧悠闲的韵味。

照着季哥那位佛友介绍的门牌号我们找到了一家民宅，铁门半掩着，门外挂着一个不起眼的小木牌，上面写着"莲池海"，能听见许多人在里面谈笑风生，我们喊道："请问这里是莲池海素餐厅吗？"

果然有人出来。

"是的，你们是来吃饭的吗？快请里边坐。"这是一个二十来岁的青年，他领着我们往屋里走，客气地问，"一般来这里吃饭的都是道友，二位没见过，也是信佛的？"

"是的，我们也是佛友介绍过来的。"季哥显然已是把我当作同道中人了。一边走一边向我介绍，"莲池海会是《佛说阿弥陀经》里对西方极乐净土的别称，今人若发愿前往，必与诸上善人俱会一处，是为莲池海会的根本含义。"

走进屋子就看见客厅前面有一尊阿弥陀佛的铜像，墙的左右两边分别挂了观音菩萨和大势至菩萨的挂像，季哥跟我介绍，"他们也是念净土法门的。"

转入餐厅，一张古朴的圆桌上，已经围坐着十几个人，刚听他们念过祈祷文，想必正在准备吃饭，见有客人来了，一位中年男子，光头圆脸，笑脸相迎，忙招呼道："今天是周末共修，素食店吃饭免费，来和我们一起吃吧。"

听口气这位自然是老板啦，我和季哥于是恭敬不如从命，忙答谢同意。

我对于佛友之间总是彼此信任而亲切感到很意外，但却很享受这种愉悦的气场氛围。满桌的素菜样式各不相同，不论从外观还是味道都非常精美，吃到嘴里久久不忍吞咽，这应该是我人生中吃过的最丰盛的大餐。

大家一边吃饭，一边相互寒暄。第一次与这么多宗教人士坐在一起，我有点拘谨，所以都是季哥帮忙应答。得知我们是华师大的学生后，大家都非常高兴，两个看似跟我们年龄相仿的青年也介绍自己是上海交大的研究生，话题也多起来，大家谈论各自皈依的是哪个名僧，修行上有哪些心得，每天持佛名号多少遍，打坐几分钟……起初我感觉他们就像是在玩一种网游，各自讨论自己的级别和玩家心得，但这种"网游"更有信仰，更能把一个人变得单纯可爱和善良。

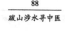

不过很快我又改变了自己的看法，吃完饭后，那位素餐厅主人，人称仁昌大叔，一副心宽体胖，非常慈祥的样子，清了清嗓门，对大家伙说道："我们晚课开始啦，上楼吧。"

季哥好不容易在学校周围找到自己的道友，听说有共修，当然积极参与没打算走，而我对这一切也充满好奇，自然是客随主便。

万万没想到的是，正是这次偶遇的共修，让我认识了仁昌大叔，一个真正意义上把我引入求证佛法之路的导师。

我同季哥跟随大家来到二楼，瞬间感到一种禅的韵味，80平方米左右的房间，铺着木地板，整整齐齐地放着五排打坐垫，大家席地而坐，除了正前方挂着一个大大的"禅字"，别无他物，一切都那么简单，好像告诉来者，收摄六根，放下万缘。

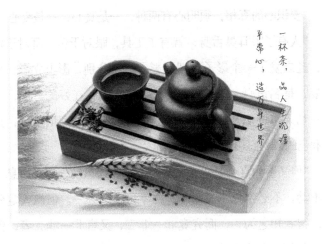

等众人都安静地坐好后，仁昌大叔开始说话了："我们今天来谈谈这颗心。"

关于这颗心！我眼睛一亮，充满好奇地看着仁昌大叔。

"我们学佛的人，若要想修行得力，必须培养自己的定力，不被累生累世带来的凡俗习气所左右。但普通人终日心神不安，患得患失，日多思虑，夜梦多惊，诸病四起，正气日耗，身体都不健康，更别谈修行了。所以要恢复健康，根本先要使心神宁一，懂得如何调心。"

仁昌大叔始终以一种慈祥的微笑同大家做着眼神上的交流，引导着我逐渐投入到一种闻思的状态，听闻讲解，如理思维。

"要调心，先须识心，认识心是什么，心有了主宰，方可以心制心，能以心制心，则妄念自息。

"**要识心的真相，须明心有两种，一是真心，一是妄心。**

"人有了眼耳鼻舌身，就有了工具，眼对于色，耳对于声等等，遂启发了一个影子，把那影子转辗分别，影上立影，妄上加妄，是名识心，即是妄心，那妄心作用，在好的方面，宇宙间一切人事进化，靠它建立。坏的方面，一切烦恼颠倒，损人不利己的种种恶事，也由它造作。

"但又譬如**真心是水，妄心是波，波因风动，风止波息，**而水不动，不必定分水波为二，亦不可执之为一。但愚人定分为二，智者知之为一，而究竟非一非二，又言非一非二者，仍是幻心作用，非真心也。兹假定心未动时为真心，要了了分明，寂然无念，是无心心也。已动了，六识纷扰，立许多知见，是为识心，是妄心也……"

那晚我们听仁昌大叔讲到十点多才结束，我感到这位大叔是那么的亲切，包容而幽默，他的眼神非常明亮，瞳仁很圆很大，似乎充满了智慧。有关真心与妄心的理解我虽然听得模棱两可，但对心的探索却深深地吸引了我。而且我第一次认识到，我们从小到大所接受的学校教育其实都是为"别人"而学，因为有所为，就有所住，有所住就离内心真实的那个体渐行渐远，只有回到对"心"的认知与探索，才是真正意义上的为"自己而学"，才能做一个明明白白的人。

临走前我问大叔，我想吃素，更想多听他讲课，能不能在这边交伙食费每天过来吃饭。

"当然可以啦！"大叔听了可开心啦，笑得合不拢嘴，激动地说，"你们学校以前也有两位师兄吃住都是在我这儿，直到毕业。只要你愿意学佛，愿意吃素，你每天尽管来，不用交伙食费，晚上打坐晚了，就住在我这儿都行！"

没想到大叔这么爽快地就答应了，我也不亦乐乎。

现在想起来，倘若对于佛法的初次印象，是一群喋喋不休的老太太在不厌其烦地讲一些清规戒律与宗教仪式，而不是像仁昌大叔那样，去讲如何认识内心，看透真妄，估计我当场就走了，而且不会对佛法产生这么大的兴趣。往后我所遇到的很多所谓的修行人，大部分也都流于形式，被各种法门所束缚，从不曾去反观内省，如果真能做到像仁昌大叔这样**通达圆融，和光同尘**，我想也不至于时刻板着个脸了吧。

从那以后，我每天白天在学校学习中医，下午就步行到莲池海吃饭。周一到周五素食店没有共修，大叔就教我打坐。

没过多久，季哥打电话告诉我说他的研究生毕业论文提前写完了，他要去五台山行脚。面对朋友的突然离去，我隐约有些伤感，季哥似乎看出了我的心思，他安慰道："我走了，你可以经常到莲池海，多与这边的朋友交流，他们都是善意的。"

我由衷地感谢季哥让我遇见了莲池海，内心充满着感激并默默为他祈福。

莲池海比学校还安静，仁昌大叔把我当客人一样，从不让我干活，也不问我收生活费，有时打坐晚了，他怕我回去路上不安全，就留我在禅堂休息，这是一种极其难得的体验，一个人待在禅堂里，面对着微光寂静的酥油灯，聆听着心脏的跳动，呼吸缓缓地通过气管下沉到丹田，然后如细丝般一点点吐出，一坐就是一夜，不知不觉就到了天明，那段时间我的内心极为清净，理解能力也格外的好，学东西变得很快。

店里的义工师兄知道我整天在钻研中医，对我也很热情。他们下厨做饭，手被烫伤是常有的事情，大叔就问我有没有什么方法可以帮大家避免被油烫伤后伤口持久不愈。我想了想，就推荐他们去买忍冬藤、紫草、虎杖、黄连、栀子、薄荷和麻油一起熬成油膏，每次有师兄不小心被油溅伤了，就赶紧用油

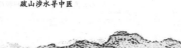

膏抹一抹，一两天就退肿消热，还不会留疤，大家都很喜欢。

一个师兄因为痛风，多方救治无效，所以才来这里做义工，慢慢养成吃素的习惯。我来店的时候，虽然他的痛风已好很多，可时不时地还是会脚踝关节肿大疼痛。他经常感叹自己是不是年纪大了，肝也不好，肾也不好。

我思索着，对于痛风，西医认为是血液里尿酸成分偏高，这不外乎就是中医讲的湿浊之邪，既然这位师兄对外在的肥甘厚腻之品已经杜绝了，那导致现在关节仍热疼痛的原因，应该是残留在体内的一些余邪而已。因为湿邪为困，最易缠绵，排出这些胶着在体内四肢百骸的湿邪应该是当务之急，那会儿我还不敢开方，对于药的用量始终拿捏不准，但首先想到了四妙散利湿有奇效，于是就推荐他去买**黄柏15克、薏苡仁50克、牛膝50克、威灵仙100克**，再加了一些**鸡血藤50克和红花10克用来煮水泡脚**。

记得那个师兄去买药的时候，一剂中药才13块钱，起初他都不想试，觉得自己在医院治疗这么多年，每次光是体检费都要花八九百，就这几十块钱的草药，还不用喝，能治好吗？大家伙儿也很好奇，就劝他试试，在一种半信半疑的心情下，没想到只泡了三次，从此再也不疼了。

大家感到很惊讶，觉得中医很神奇，不过对此我早已习以为常。

在莲池海我最期待的就是每周的共修课，这样又能听到大叔讲课。

又是一个周末，大叔继续给我们讲解何为妄心：

"**集起者为妄心**，言眼与色相集而幻影起也；**攀缘为妄心**，言色本不来诱我，是我自己去攀缘而成识心也；**悬想为妄心**，以过去习气，转辗幻想，入于非非，而多巧见也；**取舍为妄心**，由个别而立，法见情见，正见邪见，乃至善见恶见，彼执取有个道理在，便是妄心，即欲舍去那妄心，也是妄心。总之有所求，即是妄，而无所求，也还是妄，以皆波也……"

"**凡有所求，皆是妄。**"我反复吟诵着大叔的话，突然联想到中医情志致病理论，忘记了仁昌大叔还在讲课，大声说道："心可以生火，肝可以引风，火燔克金，肺即受伤；所以心过劳的人，心虚肝旺，肝木克土，脾胃受病，消化不良，营养不足，胃不和卧不安；而脾土为后天之本，土败水亏，于是肾水大亏，水不足则火更旺，心肾相连，心气更弱。《内经》云心为君主之官，故主明则下安，以此养生则寿，殁世不殆，以为天下则大昌。主不明则十二官危。而扰之者，全在妄心也！"

我一下子对五行在情志上的生克关系若有所悟，不假思索连篇大论说个滔滔不绝，说完后才发现大家伙都看着我，方才感到非常失礼。

"**所以治病在安其心，安心在息妄，息妄在明心，明心即自觉。**"大叔毫不介意，微笑着看着我，继续说道。我的心境一下子又被大叔拉到一种平静的状态。

"静坐是息心法，心息则神安，神安则气足，气足则血旺，血气流畅，则有病可以去病，不足可以补充，已足可以增长。现在病可去，未来病可防，此其小者也。又心息则神明，神明则机灵，静者心多妙，观机辨证，格外敏捷，见理既正，料事益远，遇乱不惊，见境不惑，能一切通达，自无主观偏执之弊，而大机大用，由此开启矣。"

"静坐就能熄灭妄心吗？"有的师兄提问道，"大叔，我反而觉得一坐下来，脑子里乱七八糟的想法更多？"突然间，我觉得这个人很浮躁，我又从一种平静的状态跳了出来。

"这很正常！"大叔仍旧面带微笑，语态缓慢，持久地看了一眼那位师兄，接着说道：

"以人既有心，不能无念，念只可止，不能灭，**前念过去了，后念未来时，有个了了分明，寂然无念的，**便是那空档处，正那个时候，非但息妄，并亦无妄可息，无心可心，亦无空档可取。不要管他时间长短，只绵绵密密地，常常凛觉到这样，不是无知如木石，也不是纷乱若猿猴。于静坐时，杂念忽起忽落，我只不理它，一不理，即同时止息，又到那空档时，任他一万次起灭，我只如是。亦莫作何种道理，计较是非。**每日坐一小时勿间断，坐得安定，不要欢喜，坐得心乱，也莫烦恼，久之空力自强，功效自见……**"

我突然感觉，那位师兄就好比大家心中共同的妄念，打乱了我们心海的宁静，可是仁昌大叔只是默默地看着他，不做理会，仿佛是一种示显，在教我如何静坐，如何安心。

　　我在莲池海充分享受着寂静与了悟的奇妙，学会不再用思辨的分别心去看待周围的事物。也是在此期间，我泛览了很多佛教各宗派的基本经纶，如净土宗的《弥陀要解》《灵峰宗论》《印光大师嘉言录》《往生论》，天台宗的《童蒙止观》《释禅波罗蜜》，唯识宗的《百法明门论》《八识规矩颂》，密宗的《菩提道次第略论》《密勒日巴尊者传》等书。

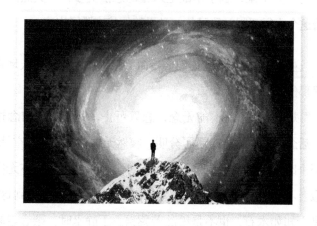

　　佛法给我非常大的震撼与启发。一方面其宇宙时空观的无比巨大，动则多少亿劫（以数学方式来计算，一小劫即 1679.8 万年。合二十个小劫为一中劫，一中劫共有 3.3596 亿年。历成、住、坏、空四个中劫，为一大劫，一大劫共有 13.4384 亿年），在这样的时间观里，人、名、利，甚至是文明与科技都显得微不足道。但另一方面，佛法又把一弹指的时间分为二十瞬，每一瞬分为二十念，如此细微地去研究一个人的内心，真让人不可思议。

　　我逐渐领会到，一个人从最低层的物质满足，到人格成长外，尚有一种大心境界可以去追求。这种大心境界超越了二元对立的我与非我，尽管我根本体会不到这种心境，但仍然可以作为一种最高的人生境界去不断追求。

第十节

义正词严斥医骗

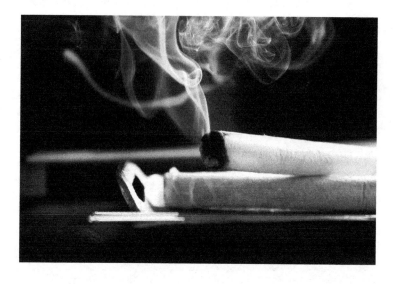

　　就这样，我在莲池海一住就是一个学期。仁昌大叔对我非常之照顾，除了管吃管住不收一分钱，还经常把我推荐给一些来道场共修的师兄，里面大部分是交大毕业以后在外企工作的前辈。

　　记得有一位年纪同我父亲差不多大的师兄，

在 MetLife 做人寿保险工作，听说我是华师大保险系的学生，又是仁昌大叔格外推荐的，对我也信任有加，让我参加了几次 MetLife 内部员工中佛友之间的共修。他们认为人寿险其保险标的为人，从产品设计到保单销售都要求从业人员对人体健康有着相当深的认识，往往越带跨专业背景的人越有竞争优势，恰好我既学保险又自学中医，所以他们都推荐我来公司实习，并有意愿留我在公司工作。

MetLife 是美国最大的人寿保险公司，有着 140 年的公司史，由于公司的业务在被称为 [Metropolitan（都会区）] 的纽约市最为成功，故此以美国大都会人寿保险公司命名。它的大名在保险行业如雷贯耳，作为一个在校学生，我也早有耳闻，可当时我尚在大二，对工作似乎没有太多概念，而且那会儿的我，觉得没有什么东西比中医书籍对我更有吸引力。尽管那些前辈再三邀请我暑假去公司实习，但我几乎没怎么思考过就拒绝了。

这期间我的心思很静，晚上在素餐厅打坐与翻看佛书，白天学起中医来领悟能力非常之快，对很多古书里所阐释的医理并不需要反复琢磨就能理解，甚至我觉得看书只是借用古人的语言把自己内心那点混沌的"悟"阐释出来，古人所说即我内心所想。看完《医宗金鉴》后，我又读了历代医家中最精于理的《景岳全书》、最工于辞的《黄元御医书全集》、最善于诊的《李士材医书全集》、最长于教的《陈修园医书全集》、最巧于药的《郑钦安医书全集》，最犀于辩的《徐灵胎医书全集》等比较靠近明清时期的医书。

渐渐地，我发现自己不管对穴位和中药记得多熟，可就是不敢扎针，也没勇气开方，我深知这是一道必须跨过去的硬坎儿，如果理论没办法走向实践，那所有的理论都将成为空中楼阁。

为此，我整天愁眉不展，甚至到了茶饭不思的地步。仁昌大叔看出了我的心思，他说："对于中医来讲，临床是理论最好的炼丹炉，在这方面我们师兄弟之间没有人能帮到你，毕竟现在的大环境下，好中医也不多。"

"是的，我一直觉得中医不在医院，应该在广阔的民间，可人海茫茫，我也不知道哪里能找到老师跟诊实践。"我沮丧地说道。

"你去外面走走吧，暑假到了，嘉兴有个香海禅寺，每年7月份会有一次大学生禅修，你去那边闭关一个星期，放松一下，或许会对你有所帮助。"

"闭关禅修？"我将信将疑地望着仁昌大叔。

"是的！"大叔用他那双充满智慧的眼睛看着我，他知道我想说的是禅修跟中医拜师没有任何关系，但他的眼神很坚定，并补充道，"在嘉兴桐乡，寺院的住持也是交大安泰的研究生，非常开明，愿意接引青年人学佛，你去了肯定会有收获的。"

"好的，我去！"我接受了仁昌大叔的提议，因为尽管不知道禅修会对我的求医之路带来什么帮助，但我已经明显感到自己的脑袋绷得太紧，太需要放松一下了。

我在网上报好名，查了一下去寺院的路线，顺带了解了一下这个寺院的历史背景和建寺宗旨，然后就背上书包，轻车简从地就到了位于嘉兴桐乡濮院镇的香海禅寺。

濮院是一个与乌镇差不多的江南水乡小镇，这里到处都是羊毛衫小作坊，热闹繁荣与古朴宁静交互融合。香海禅寺就在镇郊不远，尚未踏进三门殿，先得绕过一块很大的放生池，似乎告诉香客，佛门广大，众生平等，慈悲为怀乃修行第一要义。

全寺建筑面积80余亩，一进山门，左手为财神殿，右手为观音殿，中间是广场，一直通向前方正中的大雄宝殿，大殿左侧为僧寮，右侧是客房。大殿的后侧乃百亩农田。初来乍到，以为这个寺院的布局只是秉承了典型的千古丛林风格，仔细观察，竟发现很多细节处处体现了住持别具一格的建寺理念。

一进大殿，我瞬间被殿内4000多尊旃檀木佛雕所震撼，殿内正中供奉有释迦牟尼佛，佛祖四周还有东南西北四方佛，象征唯识学里已经转识成智的四大无漏智慧。此外，殿柱、殿墙、梁顶各处都有用加拿大檀木雕刻的小佛像悬挂其上，让人感到置身于西方极乐净土的佛海之中，似乎自己也是未来佛之一。

寺院住持上贤下宗法师，自幼事佛、童真入道，冠岁披缁。在莆田梅峰光孝寺受具足戒，乃禅宗临济正脉第四十五世传人。后毕业于闽南佛学院本科，南京大学佛教青年硕士，上海交通大学EMBA硕士研究生，曾受聘于普陀山佛学院，现任嘉兴市佛教协会会长、香海禅寺方丈等职。他的思想非常开阔，在来寺院之前我对他所提倡的"十方来，十方去，共成十方事；万人施，万人用，同结万人缘"心愿不甚理解，可走出万佛宝殿，看见功德册上，记录了每尊檀木所刻之小佛的功德主名单，我一下子明白了，住持不直接接受捐款，而是让功德主捐认一尊小佛雕刻在大殿里，正是要在大家的八识心田里种下一颗成佛的种子，让人们知道自己也是万佛之一，只要精进修行，有朝一日也会与诸佛同证菩提，同登极乐。

我是禅修开始的前一天提前到寺院报道的，在客堂登记入住的时候，听见一个中年男子自称是从温州什么山来的民医，他来寺院为师父们义诊已经有三天，家里出了点事，要急忙回去，所以也在客堂办理离寺的手续。

一听是医生，我就来兴趣了，上下打量着那位"高人"。只见他身着粗布衣服，手提一个蓬松的麻袋，虽然嘴上说着家里有急事，需要提前回去，可人坐在客堂的沙发上，滔滔不绝地跟另外几个义工说着艾灸的好处，完全感觉不出很赶时间的样子。

我站在一旁继续观看，心想多认识个同道朋友也不错。

"唉，要不是家里出了些事，我原本想在寺院里多待几天为大家伙继续调理身体的，现在要走了，还是很担心师父的身体。"那个"高人"叹着气。

几位送行的义工连忙说道："布衣老师，您这么远来一趟为大家调理身体，还宣传艾灸的好处，已经是功德无量了，如果没有您告诉我们，机器磨的艾绒会影响艾叶的药性，必须手工打磨的才能保存艾叶的功效，估计我们这会儿还在网上买那些机器磨的艾绒，做一辈子艾灸也无济于事啊！"

"是的，是的，我行医这么多年，从来都是亲自用手工磨艾叶，然后给病人治病，因此效果都很好，只是可惜啊，现在的人都不知道这个道理。"

我感觉越听越糊涂，为什么机器打磨的艾绒不好，非得要手工打磨的呢？

那几位师兄又接着说道："是呀，现在手工艾绒不好买，要不我们就在您这儿买一些吧！"

那位布衣老师一边打开手边蓬松的麻袋，取出一些艾绒，一边说道："现在三伏天到了，是冬病夏治的最好时机，如果每人能灸上两公斤当然最好了，可惜我这儿剩的不多，我送给各位师兄好了。"

"这怎么行呢，布衣老师，您这么远来一次给我们调理身体，我们已经感激不尽了，您的艾绒是您辛辛苦苦打磨而成，我听您上课讲，一天也最多只能磨一斤，我们怎么好意思白拿您的呢？我们买，您要是不卖，我们就不要！"那几位义工师兄越说越激动。

"二位小师兄，我来寺院是做义诊的，我不能用带来的艾绒换一分钱带走，这些艾绒我分送给大家，大家要是还需要，我回去后可以再寄给大家。"只听那位布衣老师说的义正词严的样子。

"呃……那好吧。我们每人再向您购买两公斤,一共5个人,10公斤,您看需要多少钱?"

我分明见到那位布衣老师嘴角笑了一下,舒缓地说道:"手工打磨的艾绒很耗人力,一般100克100元,但你们都是学佛的师兄,就收你们80元好了,10公斤的话,一共8000元。"

听到这儿,我全明白了,所谓的义诊不过是故弄玄虚吹捧自己的艾绒,说白了就是江湖行骗。我看见几个寺院里的义工相互瞅了瞅,估计是既没钱,又下不了台,傻愣着。于是忍不住路见不平,上前一步说道:"这位大德,请问为什么做艾灸非得要手工打磨的艾绒呢?"

江湖骗子见有人上前询问,以为又是自己找上门来的肥肉,好生得意,跷着二郎腿,侧着个脸,一半是对着我说,一半像是说给客堂里其他义工和来参加禅修报道的学员听,"年轻人,中医讲五行之中,金克木,艾叶是草木之品,如果遇到金属打磨,其功效自然会大打折扣,为了保存艾叶的温性,还是手工打磨的好啊。"

我暗自心底觉得好笑,仍装作不懂的样子问道:"那老师,五行里水生木,是不是做艾灸之前,先把您的艾绒用水浸润一下会更好呢?"

"哈哈,天底下哪有你这么傻的人,艾绒用水泡过,还能点燃吗?"江湖骗子越发得意。

我也不着急，继续问道："艾叶味苦、性温，从气味归经来讲，都可以说是属于火，按理说火可以克金的呀，怎么还会怕金属刀具来切割呢？"

"你……你这人，不是在这儿无理取闹吗！"那骗子显然有些生气了。

我更是不能容忍他这样肆无忌惮地行骗下去，义正词严地说道："中医讲五行的生克，是建立在气化层面上的相生与相互牵制，从而达到能量上的平衡。所谓金克木，指的是金气的肃杀萧条之机能克制木气的升发生长之机，如秋风扫落叶，正是这种气化层面上的相互作用！试问已经是死物的金属刀具、木头桌椅，在它们身上哪里有金气与木气存在，又何谈相生相克？"

"我不管，总之我的艾绒是人工打磨的，很珍贵！"

看着他理屈词穷的样子，我反而更加平和，转向其他在座的人，耐心地解释道："《黄帝内经》讲阳化气，阴成形。艾绒的药性既然已经通过一轮生命的升降沉浮把自然界的温热之性收藏在药材里面，外在的机械打磨只会影响它的外观形状，不会破坏气化层面的能量，除非是再与其他寒凉的药物组成一张处方，在汤药的层面相互制衡，才能达到相杀相畏或者相助相佐的作用。"

"人工打磨的艾绒与机器打磨的，在药性上并没有什么差别，但如果偏要打着中医五行学说，牵强附会，哄抬物价，这就没必要了。"

我一口气说得那个江湖骗子两腿直打哆嗦，这下才开始着急家里有急事了，他收拾着行李，装着急冲冲的样子，一边往外走，一边瞎嚷嚷着："你根本不懂，跟你说不明白。"走到门口还跟跄了一下，就连方才想借以暴敛钱财的艾绒也忘了带走。

　　听我讲完，在座的几个义工师兄连忙跟我道谢，我莞尔一笑，跟大家相互问询认识了一下，然后收拾了自己的行李，走出客堂准备去找分配给自己的寮房。

　　"阿弥陀佛，施主请留步。"这时一个年轻的出家师父跟上来，应该是找我有什么事。

　　"阿弥陀佛，师父您好。"我赶紧双手合十，做了个问询的动作，才恍然注意到这是一个年轻的出家师父，大概比我年长不了几岁，戴着个眼镜，一副文质彬彬的样子，长得非常清秀。

　　"施主您好，贫僧法学，刚刚听您讲起中医，觉得您学识非常渊博，我对中医很感兴趣，希望能跟您交个朋友。"那位师父态度极为谦虚，平易近人。

　　我感觉他虽然年纪很轻，却有一种谦和的品质，令我肃然起敬，忙应道："师父您好，我叫杨博文，是过来参加大学生禅修的，很高兴认识您！"

　　"好，好，禅修完后我们再聊！"

　　而后我们各自回了寮房。我初到寺院，除了训斥了一个医骗，其余无事。

第十一节

香海禅心破我执

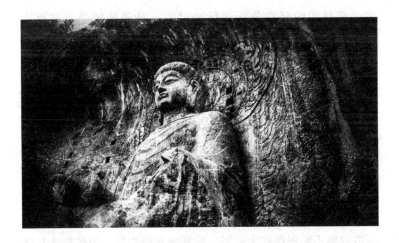

　　第二天凌晨四点半，寺院里的广场上传来低沉的打板声，同寝的师兄鼾声正响，门口的走廊里已经传来阵阵脚步声，我迅速起床洗漱完后朝禅堂走去。清晨的寺院寒气袭人，我不禁想到几百年前，居住在这里的僧人，他们也这么早起来清修的场景。

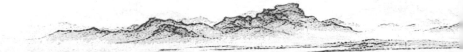

走进禅堂，许多学员都已经入座，禅修老师见大家来齐后，开始教我们坐禅的方法，大致不出天台小止观的要领，讲完后，我们开始正式进入七天的止语静坐与内观。

因为之前有过静坐的练习，进入关房后我很快进入状态。

专注呼吸，观察感受。我尽可能地让自己不改变姿势，呼吸慢慢地变细，然后心也越来越微细平静，思维变得越来越空寂，直到忽然进入一种与周围的空气融为一体的状态，那是我曾经自莲池海体验过的一种美妙感受，又再次找到。

坐久了之后腿就开始酸麻，我强忍着，想到禅修老师的开示，"良好的守戒才能让你们有足够的定，当遭遇到身体或是心里的愉快或不愉悦的感受时，不要升起贪爱和嗔恨，要知道这一切都是无常刹那生灭的特质，要以平等心去对待"，随后慢慢地，疼痛开始减轻。

到了第四天，我明显感觉杂念纷扰，旧业翻腾，有关求医深造的事不断出现在大脑里，我开始有些心急，到底在这儿傻坐对自己学医有什么帮助？烦恼浮现，呼吸没有办法调得匀畅，我只得用法师的开示引导自己去观察念起与念落，突然感到人的生命犹如蜉蝣一样，朝生暮死，与其说是业力，不如说是一念无明的念力把我们拖入生死轮回里。我们每一念贪，就为未来的"宅狱"添了一块砖，每一念嗔恨就为"宅狱"添了一块瓦，就这样，业的"宅狱"很快就建造好了，而我们就这样不

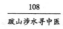

断地造业，不断地轮回。唯有清醒地感知当下每一念，才有可能改变内心的习性模式，净化深层的心，如巨象过河般斩断轮回的洪流。

到第五天的时候，我感到自己的身体开始变得柔软，我不再去思考求医的事情，反而对于周边的事物更留心察觉，一片落叶、一只蚂蚁、一簇花丛都能让我静静地观察很久。静坐时我跟随着法师的开示随文入观：愿所有众生都能得到真正的安详，真正的和谐，真正的快乐、解脱……就在这时我全身犹如通了电一样，脑袋嗡嗡的，全身上下一阵阵电麻，身上的汗毛孔都打开了，出了一身的汗，把衣服都湿透了，眼泪也止不住地流了出来，我想到了自己已经有很久没有关注自己的身体。自己经常胸闷、腹泻却从没有静下来与自己交流，进而想到母亲，想到与她的长期不和，想到她身体的诸多病痛，突然觉得，不仅是自己与亲人，任何一个人的痛苦都深深地让我感到悲痛。

第六天，我继续照法师的开示去体验，"以没有妄想的意识去观察，名为妙观察；之后慢慢观察着，进入一种没有能观察的意识和所观察的对象，能所合为一体，达到无分别；等定到更深，当你达到宇宙智光照遍一切处，光明无处不在，整个虚空都是大光明藏，那就是妙真如……"

我感到身体开始渐渐消融，全身感觉变成无数的点，继而感觉不到身体的存在，感觉不到呼吸，自身与虚空融入到一起的状态，随后忽地又从这种状态出来，就这样，出来又进入，进入又出来，然后忽的一下就进入到和宇宙万有融为一体，没有时间，没有空间，没有思想……

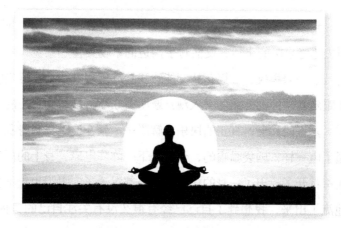

虽然在这种状态里只停留了一刹那，但世上没有哪种感觉可以与之相比，在这样的境界里，没有束缚，体验的是大自在、大解脱！

我明白了为什么内观修行要让我们消融表面实相，以达到究竟的实相，因为表面坚实的实相都是想蕴（佛教术语，指人对外物的形象认识，属于"五蕴"之一）在运作，分辨判别，而那是受到过去习性所扭曲的，但是随着表面实相的分解消融，我们逐渐体验到身心结构的究竟实相，也就是每一刹那都在生起灭去的振动，除此别无他物。到了这个阶段就不再起分别心，因此也不会有偏好或成见，没有习性反应，达到受、想不起的阶段，也就是涅槃。

我们每天过堂吃饭都会诵一篇经文，但因为内观禅修的学员止语，所以我们只能听寺院里其他的师父或义工师兄诵读。

第七天的时候，寺院里诵读的是南怀瑾上人写的《楞严法要串珠》，打饭的师兄从我面前经过时，大家正读道：

"当知一切众生，从无始来，生死相续，皆由不知常住真心，性净明体，用诸妄想。此想不真，故有轮转。内守幽闲，犹为法尘分别影事，昏扰扰相，以为心性。一迷为心，决定惑为色身之内，不知**色身外洎山河虚空大地，咸是妙明真心中物**。譬如澄清百千大海，弃之，唯认一浮沤体，目为全潮。穷尽瀛渤，**若能转物，则同如来**，身心圆明，不动道场，于一毫端，遍能含受十方国土。"

打饭的师兄不小心把碗碰倒在地，就在那碗摔到地面的一瞬间，"不知色身外洎山河虚空大地，咸是妙明真心中物。"一句如同闪电一般"啪"的一声在我眼前闪过，我内心一惊，突然觉得几个月以来一直横亘在心中有关求医的心结一下子豁然开朗，感觉山河大地就是自己内心的延伸，没有什么想通与想不通，求也如此，不求也如此，一种量周沙界的太虚境界与自己融为一体，湛然澄澈，妙不可言。

止语解禁后我独自一人漫步在山门殿外的放生池，回想起自己儿时与爷爷攀爬在崇山峻岭里的岁月，我反问自己学医的初衷，并无所求，只是想做一个像爷爷一样的医生，在行医的过程中践行医道，可慢慢地我变得为了学医而学医，忘掉了方向，只顾读取更多的医书，弄得身心疲惫。我想明白了医道是行出来的，我只需用自己所学去服务于人，不管跋山涉水抑或顺水行舟，自然能走出一条属于自己的医道。

于是我决定在寺院留下来一个月，为这里的师父们义诊，既能检验自己的学问，又可以提升自己的医术。

这时我碰到了在放生池经行的法学师父，我把自己的想法告诉他，法学师父听了后，表示很赞同，他说道："真正修一切善，救助众生，人性的光辉自然发生，智慧便逐渐生发起来了。一念善心起，智慧必然开明，甚至立刻就变。行菩萨道就是积极地行善，盘腿打坐修禅定只是消极的行为，仅是不去为恶而已，你不要打坐，就这样坚持行善下去，禅定境界一样能达到很高的喔！"

我们聊得很投缘，像彼此早就认识的朋友，刚开始还有些拘谨，不一会儿就深入地聊到各自的兴趣爱好和人生经历。

法学师父告诉我，他是苏北人，比我大四岁，幼年时有一次生病，症状很奇怪，不能站立，站着就晕倒，母亲很着急，就送他去附近的寺院调理，没想到只在寺院住了三天，病就好了，从此就落发为僧，在寺庙里出家修行。青年时期，又去了苏州灵岩山佛学院，皈依在明学长老座下，认真学习教理，然后游访过很多寺院，最近几年才常住在香海禅寺。

我对法学师父的人生经历颇感离奇，就像是在听一部神秘的武侠小说。至于他幼年时期得的病，我认为是中医讲的眩晕，西医病名叫梅尼埃综合征。《伤寒论》里苓桂术甘汤主治中阳不振、水停为饮而致心下逆满、眩悸、短气，可以治疗类似他这样的症状，但当时他的具体症状如何，病机是否与此方证完全对应，已不得而知。

那天我们聊了很多话题，法学师父也对我求医的志愿甚为认可，他鼓励我只要发心正了，坚持下去，一定能学有所成，并说以后等我有自己的诊所了一定来访学。随后法学师父带我来到寺院的藏经阁，让我随时有空可以过去看，有任何教理上不明白的地方，都可以和他一起讨论。

于是我又在香海禅寺待了一个多月，白天为师父们用艾灸义诊，晚上就在藏经阁看书，详阅了小乘佛教四念住实修方法门、大乘佛教的《天台教观纲宗》《楞严经》《楞伽经》《维摩诘经》《圆觉经》等经书。其间还把自己以前学医过程中整理的名家治学经验分类收录，根据自己禅修期间的体悟，写了一篇文章，勉为序言，姑且附录于兹：

医道之妙，上可以疗君亲之疾，下能救贫贱之厄，中则以保身长全。是以古语云：为人父母者不知医为不慈，为人子女者不知医为不孝。向使天下之人皆能存摄生疗愈之术于内，运乎自救兼彼之用于外，则天下可以无医矣。

虽然，医道何其难，岂可易知乎！知其浅而不知其深，知其偏而未知其全，犹未知也。余自壬辰以来，始尚医学，遂于异端曲学辞而避之，寤寐思服，潜心索玩至今三年矣，犹不得其要。每览星辰更替，草木枯零，韶华易逝，慨学业不精，细驷不留，喟然神伤！

时维岁初，余婴非常之疾，坐立不适，朝夕比年，四处寻医求药却久治不愈。桎梏于床枕之圈，陷沉于百无聊赖之际，治学无心，求索无门，唯反观内省，从心地处觅菩提。

溯本穷源，去妄存真，一句"凡大医治病，必当安神定志，无欲无求，先发大慈恻隐之心，誓愿普救含灵之苦"，如灌顶之醍醐，顿开心扉。

盖医道即菩萨行也，无缘大慈，同体大悲，夫芸芸众生莫不与我同住一体。色身外洎山河虚空大地，咸是妙明真心中物。反观四大和合之身，犹彼十方虚空之中，吹一微尘，若存若亡；如湛巨海，流一浮沤。唯以菩提之愿，行活人之术，民胞物与，人我同惜，方能销陨小我，息除二执，返本归元，渐入无为。

若因地之存心也，但唯名利是务，藉行医济世之假名竞逐荣势、企踵权豪，孜孜汲汲；抑或博极医源、皓首穷经，虽笔下有千言却无志于救济，只为博一广学多闻之名矣；此皆华其外，而悴其内，果地必招迂曲矣。

悟此事已，顿觉心开脉解，宿疾渐消。叹医海茫茫，犹有津门可寻，慈悲即能远航，发心便在路上，至诚之道，可以前知。

遂广集名老中医之懿言，依信、解、行、证之次第，编《医海探津》以资有志之士，参究共勉，远追先贤之韶德，后继

跋山涉水寻中医

万圣之绝学！

杨博文

乙未年七月于嘉兴香海禅寺

来香海禅修的最大收获，其实是一种生命的减法——破执。通过禅修，我体会到了自己与宇宙万物的一体性，任何执着于"我"的感受都会严重地阻碍自身与宇宙万有的联通，不管是执着于"我"的享乐，还是"我"的成就，这些都是生命通向寂静的绊脚石，当放下了"我"，用一种没有分别的心再去生活时，山还是山，水还是水，可是路却变成了一条平坦的路。

人生难得一知己，我一直以来就很向往苏东坡与佛印禅师之间的友谊，大文豪一辈子漂泊流浪，倘若没有佛印禅师以通达入世与出世间法的智慧时常指点迷津，恐怕东坡先生也很难做到如此风流洒脱。

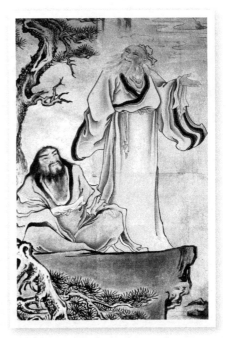

认识法学师父，就像遇到一盏人生旅途中的明灯，令我格外珍重。此后不管我行走多远，始终会跟法学师父保持联系，与之分享求医心得，请教人生迷惑。

第 十 二 节
一见如故董针缘

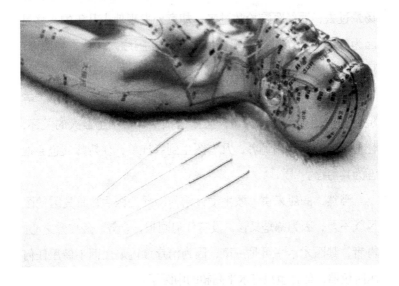

一天下午吃过晚饭后，我又来到万佛宝殿后面的菜地里给瓜果蔬菜浇水施肥，才短短不到一个月的时间，在这块广袤的菜田里，许多苋菜、南瓜、辣椒都是我一点点种下的，现如今都已硕果累累，想到每天五观堂吃的斋菜里就有很多是

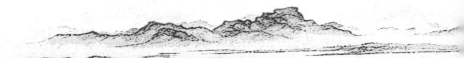

我播种的，心里好不乐哉！

正当我捧起一筐西红柿和辣椒回到田埂上，准备朝厨房走去，法学师父从大殿走过来，似乎正在找我，"博文，六楼的何师兄受伤半个月了还没好，听说今晚有个江西来的医生会去给他扎针治疗，咱们去看看吧！"

六楼的何师兄是寺院的大厨，半个月以前因为周末放香到寺院外面去购买生活用品，路上不小心被小三轮撞倒在地，当场晕过去，后经医院抢救过来，却意外发现他十几年的头痛是因为脑部有一个肿瘤，现在瘀血停留在脑颅内，神志尚清晰，可语言却颠倒重复，不能自主。

何师兄与自己的姐姐都是寺院的常住义工，收入不多，寺院见他们姐弟俩相依为命，又惨遭横祸，给予了最大的关怀，让他们安心在寺内调养，凡有医生到寺挂单，住持师父也会推荐为其治疗。

当然，一般来讲，敢主动接治何师兄的医生，首先医德医风就不差，因为都是义诊，没有任何回报，全凭一腔仁爱之心。再者，其医术水平可见一斑，因为治疗颅内瘀血而不借用任何医院仪器，估计也只有水平高超的中医了。

法学师父也是很喜欢中医的人，考虑到这两点，他首先想到叫我一起去观摩学习。我一听，赶紧满口答应，飞一般把蔬菜放到厨房，衣服也没换，满头大汗就跟着法学师父到了六楼何师兄的寮房。

来到六楼601，只见何师兄倚靠在床上，面颊已经消瘦得只剩皮包骨头，目光呆滞，神情漠然，床沿边上坐着一个人，托着他的手，正搭着脉。

　　寮房里挤满了义工师兄，大家都屏住呼吸，安静地看着，想必这就是那位来自江西的医生了。

　　望着他的背影，小时候随爷爷去病家出诊的经历浮现在眼前，这样的场景现在很难看到了，不管医生水平高低，在病人危难之际，能坐到床边为其诊治，这已经是一剂贴心的良药。

　　过了好一会儿，那位医生转过身，清了清嗓子，打破了房间里凝滞的气氛，大家伙这才叽里哇啦地开始讨论嚷嚷。

　　"谭老师，您看小何能治好吗？"义工师兄当中，年龄最长的老梁率先问道。

　　"是呀，谭老师，我的弟弟还有救吗？"何姐也问道，她就是何师兄的姐姐，我明显能听出哽咽在她嗓子眼里的"悲痛"，淹没着自己的话音。

　　大家又把目光聚焦在这位谭老师身上，我这才仔细看清他的面貌，这是一个稍显消瘦的中年男子，穿着一套质朴的禅修服，个头虽然不高，腰背却挺得很直，精神很好，他面容严肃，目光刚毅，虽令人略感有些死板，却透露出一种不苟言笑的正直之气。好面熟！我的第一印象是感觉在哪里见过，但又总想不起来是在哪儿。

　　"大家别担心，小何师兄的脉象稳定，平缓有力之中只是稍带迟涩，这是大脑受创后瘀血郁滞体内所致，就目前来看，他神志清醒，只是言语不利，已为不幸中的万幸，只要施与活血通络之汤药，结合针灸调理，假以时日，痊愈大有可望。"谭老师说话中正平和，不急不躁，一派医家的修养之气让我肃然起敬。

言不贵多，辞达则止，说罢，只见谭老师拿出笔和纸准备开方，在座者也点头称是。

"乳香15克，没药15克，当归20克，丹参20克"，谭老师稍作沉吟，又补充道，"川牛膝30克，土鳖虫3只"。

好熟悉，"活络效灵丹"！我脱口而出，非常确定这就是张锡纯《医学衷中参西录》里的活络效灵丹加减。

"嗯！"谭老师抬头望了一下我，有点惊讶，但又马上点头微笑示意，"你也是医生？"

"只是读过一些书，还不会看病。"我有点不好意思。

"小何的病结合扎针效果最好，可惜我不能经常留在寺院，你能为他扎针吗？"

真是行家一出手，就知有没有，开方扎针我一点也不会，被谭老师这么一问，很快就露馅儿了，甚觉尴尬，于是一五一十地告诉了谭老师我的学习经历。

"哈哈，年纪轻轻，实属难得啊。理论学得足够扎实，临床上手才会快。你还不会扎针没关系，来，我教你！"

"啊……"我有些感到意外，法学师父在一旁替我高兴得不得了，见我傻愣着，赶紧帮忙说道，"快答应呀，博文，你不是一直想学习临床实践吗！"在场的其他义工师兄，也都替我感到高兴，你一言我一句，都说"就让博文扎，咱庙里除了他没有更合适的人了"。

我激动得手舞足蹈，连声答应："唉，谢谢，谢谢谭老师！"一下子唾沫四溅，大失仪态，引得大家一阵欢笑。

谭老师问过我一些十四正经要穴的选取和主治功能，见我答得非常清晰，毫不含糊，于是让我在小何师兄身上找然谷、三阴交、合谷、太冲、足三里与百会几个穴给他看。我诚恳地表示不太会找，于是谭老师耐心地给我示范如何利用每个穴位分布周围的肌肉骨骼特征去选取该穴，找到之后，也让我摸一下。

然后是扎针，谭老师的建议是平时要多用布枕练习指力，但那会儿为了给小何师兄扎针治疗，可以用套管辅助进针。

每个穴位都有进针的角度要求，这个可以逐渐掌握，而针刺是否到位，却很关键。因为穴位是空的，里面相对体外是负压，如果针刺对了，指下会有吸针感，而且进针很容易。如果进针感觉肌肉缠绕，阻力甚大，那就不要用蛮力强行进针。应首先在穴位周围选取压痛点，重新选取准确的穴位再进针。

由于给小何师兄针刺治疗都是对称取穴，谭老师每扎一边，就会让我扎相同穴位的另一边，这种学习方式非常直观，至今令我印象深刻，就那么一次，所有的要领全部记住，而且再也忘不了。

扎好后谭老师又给我介绍了董氏针灸里的制污穴、上瘤穴和下三黄穴，让我以后可以用两套穴位换着每天给何师兄扎。正是那天，我第一次听说有一种叫董氏针灸的奇穴。

治疗结束后，义工师兄们都已各自回房，我送谭老师到他住的寮房，仍感觉意犹未尽，问谭老师明天何时回赣，我想为他送行。

谭老师看出了我的心思，说："我一早就走，太早了，不用送。要不我们再去大殿外绕绕佛？"

"好呀！"我们相互点头示意，然后径直朝万佛宝殿走去。

7月的夜晚，夜空是最明亮的，念佛机里的佛号声在寂静的龙华广场上空盘旋，我们的步伐应佛号的节奏，一步步踏在厚重的大理石台阶上，因为对佛法的敬仰，使得一切变得庄重。

"你很像我一个学习倪海厦经方的师弟。"谭老师首先开口说道。

我一直觉得谭老师很面熟，没想到他也有同感，我很早就有接触过倪海厦的人纪视频教学，因此好奇地问道："您跟随倪海厦学过吗？"

"没有，那是2003年的时候，人纪班招生，我那会儿非常想去，可是当时就算我变卖了全部家当，也最多凑足路费，所以没去成。后来我学习了台湾的董氏针灸，拜董氏针灸第三代传人李国政为师，里面有一个师弟，他去过倪海厦的人纪班。"

"原来如此。"

　　虽然我们都没亲自参加过人纪教学班，但感到在学医过程中有很多共同体会。比如很多人批评倪海厦没有真才实学，只知道破口谩骂，但真正看完过他两百个小时人纪教学视频的人不多。倪海厦在教学过程中基本知识普及得非常扎实，而且从不提倡标新立异，不管针灸还是方药，始终强调，把基础的东西学好了，那些创新才能成为锦上添花。他在海外奔走行医，大力发扬经方，2006年系统性地完成以经方传承为宗的人纪教学，那会儿大陆有关经方的学习风气尚在低谷，所以才会令很多有志之士渴望漂洋过海去美国找他学习。但即便是今天，经方的普及在大陆蔚为可观，可真正又有几个愿意静下心来，做系统的教学呢？很多经方家被捧出名了之后，就四处游讲，两三天的活动美其名曰奔走布道，实则沽名钓誉为博一利而已。

　　"既然求医无门，您当时是怎么学习的呢？"
　　"自学呀"，谭老师坚定地说。
　　"可是我也整日看书，仍觉临证犹豫不决，决断无底。"
　　"我没有你这样好的机会整日看书，我白天要上班，为了学习，我就四点钟起床看书，晚上七点下班也看书，这样子一边临证一边刻苦看书大概持续了好几年。"
　　"啊，四点钟起来看书！"我很惊讶。
　　"是的，所以我很羡慕你能在大学期间，就把理论打扎实。"
　　"那您都学些什么书呢？"

123
第三篇　博闻广记　灵枢初窥
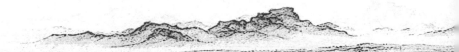

"市面上所有能买到的医书。"

"啊，看得过来吗？不怕被误导吗？"

"大道相通，当你学到一定的程度，就能辨别真伪，去粗取精了。当然，我也迷茫过，虽然美国去不了，我就全国到处学习，迄今为止，北京我都去了十八次，每次去都是匆匆忙忙地参加学习，八达岭长城一次也没有时间去过。"

谭老师说着自己都笑了，我也莞尔一笑。

……

那晚我们聊了很多话题，我们读过很多相同的医书，有着很多相似的见解，甚至是相同的疑惑。回想大学几年，我一直是校园的独立行者，虽然独享整个华师大馆藏中医古籍，自得其乐，但遇到费解的地方却只能废寝忘食孤苦地思考，多少次的迷茫、退缩与怀疑，最终都走过来了，遇到谭老师真有一种神交已久而又相见恨晚的欣喜。

"我能拜您为师吗？我想向您学习针灸！"我按捺不住内心的激动，开门见山地说道，当然，也做好了心理准备，不管谭老师要收多少学费。

"不不，拜师不必了，我们都是佛门弟子，师兄弟之间，相互学习。"谭老师很诚恳地回答我，"我诊所在江西弋阳，你有空可以来诊所看看，大家相互学习，毕竟在临床实践中学得更快些。"

"太好啦，我在香海待完这个月就来！您看需要收多少学

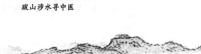

费？"在我看来，拜师学艺交学费是天经地义的事情。

"哈哈，想当年我去学董针的时候，三天的拜师班就得交3万元，后来又去学习了脐针、手针、腕踝针……这些每次学习的成本都不菲，我不是每个人都舍得教的，但你来，不用花钱！"

"啊……"我顿感受恩深重，"这……怎么好……"

"不必多言，中医讲非其人勿授，你既是其人，又是佛法修行上的师兄弟，我把我的一点点行医心得分享给你，算是为中医的传承做一点点贡献吧，不用多说，我很开心！"

"谢谢谭老师，谢谢！"

就这样，我和谭老师说好了去弋阳学习的时间。

还记得那晚的月亮特别亮，好像是照亮了我中医路上又一次前行的征途，离开仁昌大叔的素食店，我没想到这么快就能认识一位针灸老师愿意教我临床扎针，我感到一切都来得那么突然，又那么自然，我甚至都没有问谭老师叫什么名字，但已在心里把他认定是一位中医路上的老师。

我忘记那天聊到什么时候我们才各自回寮房，第二天，我起得比较晚，醒来的时候听说谭老师已经离开寺院，我站在大殿外，朝着西面，凝神站了一会儿，默默地祝福这位老师，一路顺风，心想，江西，过阵子我也会来啦！

谭老师走后，我每天都到小何师兄的房间为他扎针和熬药。

第一次独立地在真人身上施针，我尽量做到了镇定不慌张，

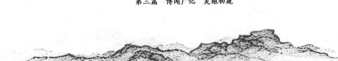

但毕竟手生，不是忘了给皮肤用酒精消毒，就是忘了选穴的先后次序，还经常给何师兄扎疼，让我觉得都不是在治疗而是在迫害。何师兄却显得非常配合，还常亲切地鼓励我不要怕扎错，愿意给我做试验品，还讲多扎几次，一定会扎得很好的。

听了何师兄的话，我非常感动，感觉学医的过程漫长，一路上真的很需要贵人相助，所谓贵人，父母是贵人，老师是贵人，热心引荐的人是贵人，信任鼓励的病人也是贵人，而唯有广种福田，积累福报，方能感召。

针扎得不好，我就认真地给何师兄熬药。由于活络效灵丹里有乳香跟没药，味道很难闻，何师兄每次喝过之后，都说恶心想吐，我不知何故，有些紧张，就赶紧和谭老师联系，把治疗过程如实交代。谭老师听后，从容淡定地告诉我："这很正常，**'药不瞑眩，厥疾不瘳'**，这是残留于何师兄颅内瘀血化解时的反应，坚持一段时间，身体会好很多的。"

听谭老师讲完我才放心，深感给人治病，辨证给药只是最基础的阶段，预后如何更要心里有底，针药下去，能治好到什么程度，治疗的过程会有些什么病理生理反应，对这些如果不能胸有成竹，那即便是治好一例病人，也只不过算瞎猫抓住死耗子，一点运气而已。一想到这儿，我又觉得自己之前读了这么多书，连门都还没入，学习的路还好长。

又是十天过去了，小何师兄的气色越来越好，目光炯然有神，丝毫没有木讷呆滞之感，说话也能流利地表达。算起来我来香海已经一个多月了，颇感人生的路途上还有很多未尽之事，还有很多地方需要我去借假修真，妄尽还原，禅修的悟必须开启实修的行，是时候告别这方心灵的净土，踏上新的征途了。

　　我提前联系好谭老师赴赣日期，收拾好行李，告别了法学师父和许多关照过我的义工师兄，清晨在五观堂用过最后一次早斋，静静地再次聆听《香海日诵警策文》，在观音殿礼拜过菩萨后，迎着朝阳，搭乘高铁向江西弋阳飞驰而去。

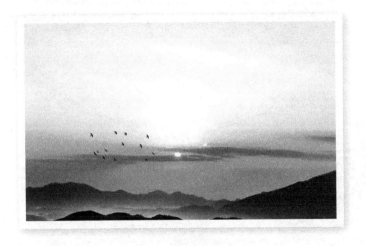

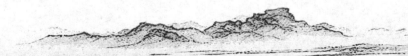

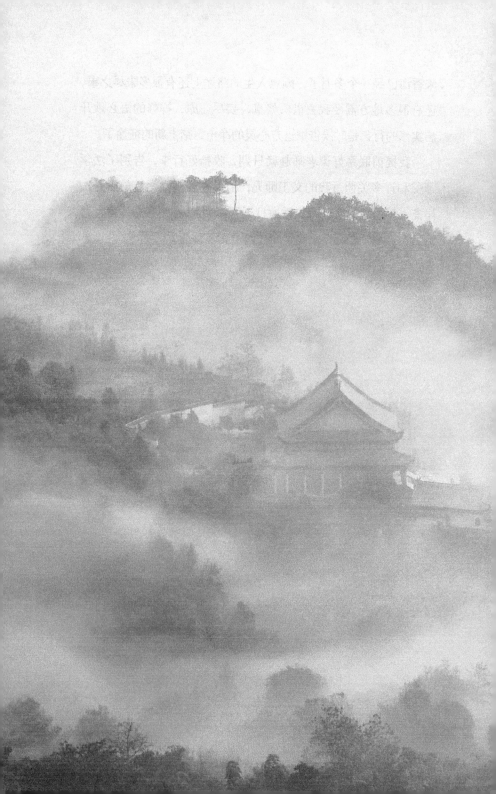

潜心九针　寻幽脉理

第四篇

第 十 三 节

师出同门矢志坚

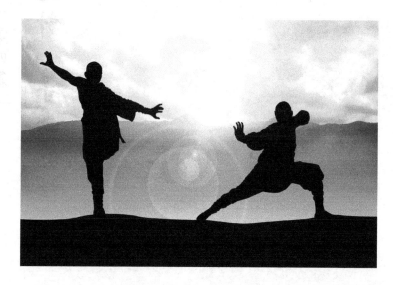

　　弋阳在历史上虽不是什么交通要塞、文化名
城，但两位革命先烈的名字早已令我有所耳闻。

　　1928 年 1 月，参与领导弋横暴动，创建赣东
北苏区，先后任赣东北省、闽浙赣省苏维埃政府
主席，中共闽浙赣省委书记的方志敏就是弋阳人。

他在狱中所写的《清贫》一文，被列入小学生语文课本——其中"清贫、洁白朴素的生活，正是我们革命者能够战胜许多困难的地方"这句话至今仍镌刻在我的做人格言模板上。

两个国民党兵无意中在柴窝中发现了他，并猜到了他正是那位共产党的省主席。他们从方志敏身上只搜到工作所用的一块怀表和一支钢笔，此外分文没有。一个自称是"老出门的"国民党兵马上在他的裤脚、衣缝仔细地捏了起来，认为肯定有金戒指之类；另一个兵则挥动手榴弹叫道："你们当大官的会没有钱？快把钱拿出来！不然就是一炸弹！"结果，这两个家伙直到搜累也无收获，只好商定将怀表和钢笔卖得的钱均分。

方志敏从事革命斗争十余年来，经手的钱财数以百万计，却是一点一滴都用之于革命事业。妻子从红军在白区缴获来的物品中要了一块绒布做演出服，马上被方志敏批评了一顿并要求立即送回。他被囚期间，朋友出于仰慕送来钱物，他马上转送狱中病饿的难友。国民党送来让他交代的纸笔，被用来写出许多宝贵的文稿，并秘密托人通过鲁迅等关系转送给了党组织。

1932年，弋阳史上另一位重要的革命人物，汪东兴也加入了方志敏创建的红十军，并转为中国共产党员。从1947年开始汪东兴就一直担任毛主席的警卫，并兼总参谋部警卫局局长，对领导人的起居、出行等负责，因此又被称为中南海大内总管，是毛泽东晚年最信任的人之一，也是"四人帮"抓捕行动怀仁堂事变的决策人之一。

后来我才知道，就是我来找谭老师学习的第二年，也就是

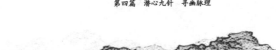

2015 年 8 月 21 日，汪东兴在北京逝世，享年 100 岁。也有坊间传闻正是因为汪东兴年迈渴望叶落归根，国家才在弋阳这样一个小县城也建了高铁站。当然，这仅仅是传言，或许政府有更为深远的宏伟布局，但不管怎样，从嘉兴坐上高铁，两个小时左右，我就到了弋阳。

谭老师的诊所叫尊生堂，位于城南消防大队旁，外观装修非常简朴，这也是我意料之内的事，中医在体制内大都过得不体面，更别提自力更生的民医团体，加之亲睹爷爷行医后二十年的衰败，让我对各地的民间中医始终保有一种感同身受的理解。

我是上午九点到的，尚未踏入诊所内，就听见很多小孩的哭闹声，进门就看到，一间两百多平方米的大厅里，挤满了大人和小孩，正在做雾化、艾灸和推拿的治疗，好不热闹。

谭老师正在给人搭脉，看见我，点头示意，亲切地招呼，"博文来啦，随意坐。"然后又忙着跟身边的病人交流。

这是一种不见外的招待，反而让我觉得更加随和，自然。

我四处观望着，发现诊所的工作人员还挺多，几个十七八岁的小伙子正忙着给一些病人敷贴膏药，或者给小孩子用姜片刮背之后捏脊，忙得满头大汗。一些年轻的护士则耐心地给小孩做艾灸，时刻不忘逗哄小孩，不让他们哭闹。

其中一个中年男子引起了我的注意，他正在用三棱针给一个七岁的小女孩点刺放血，而点刺的部位是眼皮，他的手法非常娴熟，为了减轻小孩的疼痛，针刺频率极快，不到半分钟，就在两眼上各找出瘀络数处点刺了十几下，总计出血量估计不到一毫升，但点刺以后明显看出，孩子眼皮上原来的瘀络已经没了。

我以前听说过针灸大师彭静山擅长用眼针治疗各种疑难病，但对针刺手法要求极高，现在的针灸师能得其真传的实在不多。而这个中年男子，能以超快的频率，准确地刺中小孩眼皮上极细微的静脉瘀络，且保证出血量如此之少，我在一旁屏住呼吸看完全程，不由得由衷佩服。

等他施治完后，我好奇地问道："小孩得的什么病呀，为什么要在眼睛上放血呢？"

那人抬起头望了我一眼，他面肥耳圆，满脸笑容，也是一副心宽体胖的样子，非常和蔼，笑着说道："你就是博文吧，我早就听谭师兄提到过你，我是江师兄，谭师兄的师弟，欢迎你来弋阳！"

"原来是江老师，您好，您好！"我对江老师事先就认识我感到很意外。

"这个小孩无故老爱眨眼睛，去过温州、上海很多大医院都看过，治不好，我用的是络刺疗法，上周给她刺了一次，已经好很多了，今天再刺一次。"

听到络刺疗法，我一下子想起爷爷以前经常给我们全身循经点刺的经历，只不过爷爷是用来给我们小孩子调养，而江老师是用来治病，原理相通，可没想到真正在临床上用处还这么大! 我不由得心生忏悔，恨自己以前在家没有好好重视爷爷的很多外治经验，但也很佩服江老师，已经把这种针刺手法运用到了出神入化的地步。

我刚在这边看完一例精彩的治疗，谭老师从诊室走出来，喊道："博文，过来看放血。"

"唉，好嘞！"我兴致勃勃地应声来到诊室。

诊所的接诊频率很快，两位老师的治疗也很利索，负责把核心的针刺过程做完，剩下的会交给学徒去处理，我从没见过如此繁忙热闹的中医馆，一下子像打了鸡血一样，非常兴奋。

只见一间 10 平方米不到的诊疗室，理疗床上趴着一个肥胖的男子，裤脚已经卷到腘窝，腿肚上露出很多条瘀黑的青筋。谭老师给了我一双手套和口罩，先严肃地交代："**凡是放血前一定要保护好自己，绝对避免沾到病人的血。**"

"明白。这个病人是什么病啊？"

"他得的是痔疮。"

"哦？痔疮也能在腿部放血吗？"我问道。

"是的，从传统针灸来讲，膀胱经起于目内眦，上额，交巅，下项，挟脊，抵腰中，入循膂，络肾，属膀胱，贯臀，入腘中。**在腿肚的承山穴附近凡是能找到瘀络，给它点刺放掉，去宛陈莝，新鲜的血液流过来，就能很好地疏通痔疮创伤。**"

"喔，原来如此。"

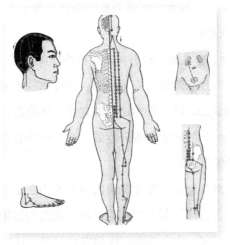

足太阳膀胱经

说罢，谭老师给我示范扎针。他用的是注射器针头，拇指和食指捏针柄，其余手指自然外摆，针头的纵切面垂直于青筋流向的横切面，就像书法家用毛笔在纸上写部首"钩"一样，重按，稍顿，轻提，迅速地在病人的皮肤上点刺后提笔带走，手在空中留下一道优雅的弧线，极富有艺术观赏效果，让我不由得拍手叫绝！

"中医认为久病入络，并有**久病必有瘀，难病必有瘀，怪病必有瘀**之说。针灸治疗经络中瘀血之法，最为简捷有效之道即是刺血。凡病患之血络有瘀阻，即可点刺出血予以施治。由于人们对出血的恐惧，许多医生不敢运用此法，殊为可惜。事实上刺血极为简单，因所刺部位较毫针为浅，反而安全。此法运用得当，往往有不可思议之神效。"放完血后，谭老师接着跟我交流。

"怪不得，民间有'不懂刺血疗法只能算是半个针灸医生'的说法。"我若有所悟。

　　"临床上许多久病，经针灸、中药治疗虽能减轻症状，但并不能痊愈，经过点刺出血去其瘀阻，却能迅速治愈。特别是对于一些疑难怪病，经各种治法罔效之余，运用刺血疗法竟能收到起病愈疾、起死回生之意外疗效。对于一些急性病，刺血之效果亦多半优于毫针。"

　　我也突然想起来，在《黄帝内经》的162篇中，有四十多篇谈及刺血，论述了刺血疗法的名称，刺血的依据、作用、针具、针法、取穴、主治范围、应用方式及禁忌注意事项等，极为全面详细，足见古人对于针刺放血疗法的重视。

　　"是啊，放血疗法成本低廉，而且只需稍稍放出几滴血，就能达到四两拨千斤的效果，真是不可思议，我一定要好好学会这个手法，谢谢谭老师！"

　　"嗯，针灸医师于刺血之法确当深刻钻研，用之临床，定能起痼疾以愈难病。"

　　与谭老师交流给我最大的体会是，他很少引经据典，大多都是自己临床的心得体会，却又暗合经典的宗旨，对于临床非常适用实在，实在是太难得。

　　大概忙到中午十二点，诊所的员工都轮班去食堂吃饭，谭老师还在忙，他安排我自己到食堂吃过饭后，带我到诊所二楼休息。一上楼，完全又是另一番景象。

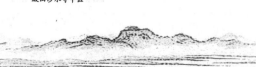

二楼处处彰显着中医诊所的氛围与格调。在楼梯的拐角处放了一尊华佗的头像和香炉，每次上楼之前我都见谭老师会放慢脚步，低头静思，以示对先圣的尊仰。墙上贴满了中医修身养性的格言，随时能听到音响里传来佛教洗涤心灵的有声书，理疗室里躺了很多扎着针的病人，他们听着有声书，安详地在闭目养神。

谭老师讲，因为董针不要求行针，扎完后会要求留针时间长一些，一般一个小时以上为宜，所以病人需要静养。于是他跟江师兄就想到买一些音频设备来，把在香海禅寺结缘的有声书放给大家听，希望大家能在治病的过程中，好好调整自己的心态，让健康从心灵的改造开始。身体好了，人心好了，社会也会更和谐太平，风调雨顺。

我听了非常感动，很久没有听见一个医生从论治病讲到治心，再讲到国家的风调雨顺，我心里想：这不就是《黄帝内经》里面讲的"上医治国，中医治人，下医治病"的道理吗？

谭老师给我示范了几个给病人扎针的过程，手法都非常熟练，可以毫不夸张地说，看他扎针，有一种欣赏艺术演出的享受，这些我都拍成视频放到腾讯网上，以期传播针灸精髓。

我突然想了解一下诊所扎针的价格标准，于是问："对了，谭老师，您给病人扎针，一般收费多少钱一次呢？"

"哈哈，我们这种小地方，西医思想比较严重，很多病人并不愿意花钱扎针。因此我跟江师兄就想，为了吸引大家来扎针，不要去花钱做西医的手术或吃止痛片，干脆就免费给大家扎针吧。"谭老师说着，略有些遗憾。

"啊……您是说，二楼躺着的这几十个病人，给他们扎针都是不收费的？"

"是的，如果病人愿意接受中医药治疗，我们就给他免费扎针，利润从中药里面弥补。"

听了谭老师的话，又看看躺着的这么多病人，我感到有些心酸，原来江老师和谭老师一上午这么忙活儿，其实很大一部分时间是免费为人提供服务。我想到很多针灸名家，他们在美国给人扎针，动则按扎一次针以千元的价格计，但在这种小地方，却只能以免费或极其低廉的价格为人用针治疗。这不是一个劳务报酬是否合理的问题，这种现象的发生，代表了一个民族对于祖宗遗产严重的失礼，也反映了一个社会宏观政策引导的严重失衡。我深刻感受到，爷爷的职业生涯在晚年所遭到的打击，在祖国的大江南北同样很严重。

谭老师并没有注意到我情绪上的起伏，他帮我安排好休息之后，又赶紧到了楼下，匆忙吃过午饭，接着下午的坐诊。

整个下午，我就在二楼观看尊生堂的学徒给人做理疗，他们年纪轻轻，却都很热爱中医，刮痧、拔罐、推拿、拉筋、拍打，这些都做得极其娴熟，看了都让我羡慕，这些传统外治疗法可以归到导引一类，做得好，完全可以应对一切家庭常见慢性病，我也后悔自己年幼的时候没有好好地跟着爷爷把家伙学会，于是我主动过去跟他们交流攀谈，虚心请教。

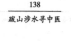

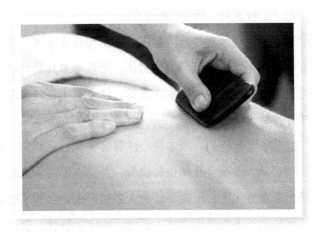

原来，这些学徒都是周边农村的孩子，因为不想上高中，所以就来尊生堂学中医，因此年龄都很小，平均 18 岁左右，谭老师和江老师轮流教他们中医，不但不收他们学费，还管吃管住，每个月有生活补贴。他们都是非常勤奋乖巧的孩子，诊所的工作不亚于一些工厂的劳动强度，可他们还是一有空就看书，不管是死记硬背也好，灵活记忆也好，没有人要求，就在那里背针灸腧穴。

我想起上海中医药大学本硕连读的学生，前两年是在我们学校学一些基础课程，那些学生可以说都是全国高考的佼佼者，到了学校以后，他们享受着全世界最好的中医教学资源，但深夜沉迷网络，清晨睡懒觉的比比皆是，也极少有人会在操场主动背诵药性汤头的，真不知道尊生堂的这群孩子看到这样的景象会做何感想。

直到下午五点多，来诊所看诊的病人才渐少，谭老师带着

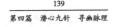

江老师到了二楼茶室，帮我们相互介绍。

原来，二位老师同是台湾董氏针灸真传传人李国政老先生的入室弟子，李老先生因为笃信佛法，所以要求凡是自己的弟子应当经常去各地寺院为出家人义诊，这才有了我与谭老师在香海禅寺的相遇。

二位尊长师出同门，原本就心性善良，对自己师父的教诲更是言听心从，逐渐也开始信仰佛教，并立志要用毕生的力量行医济世，劝善化人，于是不计个人名利得失，合开了这家诊所。江老师擅长各种外治疗法，正脊、点穴、脐针、全息针法运用得都非常灵活，谭老师除了对针法精通，又喜爱钻研内难伤寒，两人在医术上各有所长，相互取长补短。而且每隔两三个月，他们都轮班外出学习，把外界各种新鲜的中医技术不断融入诊所，最大限度地发挥了中医治病的疗效。

尤其是谭老师，很爱结交各地高人，像温州的娄绍昆、北京的贾海忠、十堰的余浩，山西的郭生白，以及很多被田原老师访谈过的民间高手，谭老师都去拜访过。不像有的民间医生，一辈子待在一个地方，因循守旧，不思进取，固守一方以治百病，从不学习以求进步。

可以说，在我去弋阳那会儿，谭老师所经营的尊生堂是整个县城接诊量最大的私人诊所，不管内外儿妇、重症危症或者疑难杂症，来而不拒，我认为正是这样一类人，真正敢用纯中医手段去拯救病人于危难之际，撑起了中医的脊梁。

为了做到以医载道，劝善化人，两位老师还有意识地招一

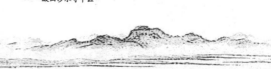

些农村孩子做学徒，提供食宿生活费，抽空授课。他们认为与其让这些孩子这么小就外出务工，不如学习中医，接受一些传统文化的熏陶，即便以后不能成为名医，也能因所学到的医学知识受益终身。

我听了二位老师的志向，非常敬佩，当场决定拜二位老师为师，可是谭老师和江老师却推阻不纳，谭老师说："博文，在医术上我们只是比你多了几年的临床经验而已，在佛法上你是我们的师兄，在生命的轮回里，说不定哪辈子你还是我们的老师呢，所以我们还是做师兄弟吧，你放心，我的知识不会对你有任何保留，你也要有自信，凭你的悟性，一定能学有所成！"

我非常惭愧，但拗不过两位老师，只好顺从，不过从心底一直还是把他们当作自己的老师。

大家聊得开心，正商量着在弋阳学习期间我住哪儿的问题，谭老师说，有一个好朋友叶师兄家住的是别墅，孩子在外地上学，家里安静宽敞，带我去住，多久都方便的。我想，外出学习，还有这么好的地方住宿，还有什么好挑剔的呢？感激还来不及。

碰巧江师母带着孩子来看望大家，听说我是香海禅寺过来学习的师兄，还在上海读大学，对我格外关心，热情地邀请我就到他们家住，说家里人多热闹，奶奶每天帮忙烧饭，更有家的感觉。江老师一旁看我有些不好意思，也赶紧说："是的，博文，住我家我们还可以经常交流学习。"

我没想到来拜师学艺还能遇到如此礼遇，除了心底默默感激之外，一时半会儿也不知道如何去报答二位老师，于是就这样，我在江老师家住下来，正式开启了学医途中临床实践的新阶段。

第十四节

万里读书万里云

　　尊生堂每天早晨七点钟就正式上班，病人一向应接不暇。江老师六点钟就起床，匆匆吃好早餐就到了诊所，并嘱咐师母不要叫醒我，保证我休息充足。

　　我来诊所的第二天，谭老师就让他的侄子小

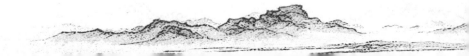

谭，也是其中一个学徒，带我到他的车库去挑书看。这是一间二十平方米左右的小车库，里面从墙角到墙顶堆满了医书，包括《古今图书集成·医部全录》，当代所有名医经验集，以及各流派的针灸书籍，还有西医的所有基础学科。小谭说，他来尊生堂两年多了，伯父从没让他来车库找书看过，对我很羡慕。

我来跟诊学习，两位老师从不安排任何诊所的杂务给我做，他们总是尽量想让我多学到本领。谭老师送了一套李国政老师亲赠给他的《董氏针灸全集》给我，一共十二卷，5000多页，我一看就傻了眼，心想董氏奇穴这么多，估计学几年也学不完，开始疑惑是不是要放弃传统针灸的继续钻研。

我问谭老师："学习董氏奇穴是否可以抛开传统针灸？"

谭老师明确地回答我："这是一个很错误的想法，在我多年的教学经验中体认，中医及十四经穴的基础越好，奇穴就可学得更好。须知奇穴是中医的一环，对中医的阴阳五行、经络脏象、辨证论治要有一定的基础后才比较容易学上手。当然，学好奇穴也能促进十四经穴针灸水平的进步，两者是相辅相成的。"

"那要学好针灸需要读哪些经典的书呢？"

"作为一个针灸医师首先要熟读与针灸有关的四大经典，即：《黄帝内经》《难经》《针灸甲乙经》《针灸大成》。如果一本都未读过，是很难登入针灸之门的，若只想当个针灸师或技术员而已，也就罢了。"

"我迄今为止，明清医家的书读得比较多，以前看过明代名医孙一奎在书中说'灵枢一经，于脏腑经络盈虚顺逆，针法疾徐靡不周悉'，清代名医徐大椿也讲'灵枢详论脏腑经穴疾病等等，为针法言者十之七八'。"

"是的，其他三本之中，《难经》对针刺补泻及五输穴有极为精要的发挥，其他有些地方还补充了《内经》之所不及。后人常《内》《难》并称，是颇值研究的。《针灸甲乙经》为西晋皇甫谧所撰，此书保存了《明堂孔穴针灸治要》的精华，本于《内经》，但若纲在网，批寻既易，足以辅翼内经。《针灸大成》为明朝杨继洲所著，本书虽为集成之作，但其中也包含了杨继洲自己的经验，可贵的是其中收集的诗赋歌诀比较全面，这些都是各家经验精华之作，尤其要熟背，就如熟读汤头临证不愁一样。对临床是很有帮助的。"

"太可惜了，这些书我都还没读过。"

"若要作为一个针灸医师，未曾读过这几本针灸典籍，纵然读过其他不少针灸书籍，也只能说是无源之水，是不可能更上一层楼的。"

"是的，要追溯医道的源头，一定要翻过明清医家这道坎，往宋汉以前真正的经典钻研啊。"

反观这几年社会上到处都有人讲董氏针灸，甚者大肆宣扬自己的针法超越了传统针灸和董氏针灸，这完全是不知脏腑经络，开口动手就错，骇人听闻，触目惊心，贻害了不少人不说，反而却被热捧。多亏了当时谭老师给我指点迷雾，让我在经典与创新、传统与新流之间懂得权衡，知道本末。

关于理论的东西谭老师就让我自己看书，一有空就跟我交流，有病人来，他就会叫我观摩实践，针刺手法的技巧讲得非常细致，可以说对我是毫无保留，在这期间我学到了很多珍贵的临床经验。

一天，谭老师望着我突然问道："博文，你知道什么是针方相对吗？"

"针方相对？难道是用针代替处方？"我依文解意，不知道谭老师是否指的这个意思。

"是的，针方相对是极高明的用针，如果内科基础愈强则针灸疗效愈强。"

"您能举个例子吗？"

"以失眠为例，如果是因为心烦、胸闷失眠，就该取用大白穴（董氏针灸奇穴）与合谷穴中间的间谷穴来治疗，按照全息来讲，因间谷穴和心胸一带对应，约等于栀子豉汤之治疗虚烦胸中窒懊恼。"

"啊，原来是这样，就是取穴应辨证是吧，如果因为肝气郁结，肝火过旺导致的失眠，是不是可以开四关呢？"

"是的，四关穴能疏肝，有逍遥散的意味。有时我改为用间谷配行间来使用，行间在太冲之前，为肝经之荥火穴，能泻肝火，我把间谷和行间配合叫作前四关穴，这种配伍有丹栀逍遥散之意味在，故治失眠甚效。"

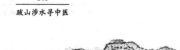

"那如果是因为痰火扰心呢？"

"那就针胆经的风市穴，透过心与胆相通，能治心火旺及痰热扰心，在这里就有温胆汤的意味。"

"哇，那如果是心脾两虚所致失眠的归脾汤证呢？"我想知道是不是所有的方都能与针相对。

谭老师若有所思，然后说："这个嘛，我并没有试过，但针下三皇能健脾补肾，你下次遇到这种病人不妨试试。"

"那有什么可以治疗瘀血证引起的失眠吗，中医说久病多有瘀血，有的医生分享用血府逐瘀汤治疗久年失眠甚效。"

"对于这个病，我在耳尖点刺泻血治疗失眠效果明显，我想可以等效于血府逐瘀汤。除了活血化瘀以外，少阳经也绕耳入耳，**耳尖刺血可以镇定祛风、交通心肾、活血化瘀，因此它是治疗失眠最特效的穴位，是治疗失眠第一针。**"

"但《素问·金匮真言论》讲心肾皆开窍于耳，我想针刺耳朵也算作是有黄连阿胶汤交济水火的作用吧？"

"不错，不错！"谭老师对我举一反三的理解能力感到颇为欣喜，不由得喜上眉梢。

很多时候，一个上午就这样不知不觉过去，让我觉得在尊生堂跟诊的日子非常充实。

一个傍晚，一对夫妇急急忙忙地抱着自己的孩子来到诊所找到谭老师，听口音像是外地的，应该是事先有跟谭老师在网上约定好来弋阳找他。

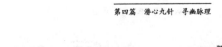

看着夫妻俩紧张的神情，我猜测小孩一定病得不轻。只见那孩子四岁左右大小，昏睡在父亲的怀里，眼睛露白，手足时不时地会抽搐，非常消瘦羸弱的样子。

他们说自己是温州人，孩子泄泻 20 多天了，每天都溏泄 10 多次，非常虚弱，之前去复旦大学附属医院检查过，没有任何结论，无奈之下，听了朋友的介绍，连夜从上海赶到弋阳。

孩子的身上一直有低热，之前医院用过一些退烧的抗生素后，泄得更厉害，所以是怕了西医了。

"谭医生，求你救救我的儿子"，那个中年男子言辞非常恳切，对孩子生的渴望，让他们把所有的信任都寄托在了这个小地方的一家小诊所，"这孩子要是救不过来，我回去怎么给老人家交代啊！"

"别急，别急，我很理解你们的心情，我会尽力的，让我看看孩子吧。"谭老师是不善言辞的人，他说话从来很简洁，但真挚的态度，总能给人一种放心。

谭老师仔细看过孩子，并详细地问了病情的起因。原来，一个月以前，孩子中暑感冒，当时随意去诊所开了些清暑的药，略有好转，回头又嗜凉饮水，于是变得周身灼热，恶心欲呕吐，小便不利，大便一昼夜十余次，多为稀水，卧不能动，哭泣无泪无声，人极其消瘦虚弱。

"脉数无力，你来摸摸。"谭老师诊过后，让我也给孩子号个脉。

"脉细数软弱，应该是气阴两伤了。"

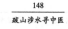

"你说说病机吧？"谭老师问我。

"我想应该是中暑之后，误用寒凉伤中，以致营热入里，癃闭下焦，热邪不能外泄，只能暴注下迫。"

"嗯，有道理，看来你对理法掌握得很不错了啊，那你看应怎么拟方呢？"

"此因外感之热久留耗阴，气化伤损。是以上焦发热懒食，下焦小便不利而大便泄泻也。宜治以滋阴清热利小便、兼固大便之剂。我想用赤石脂禹余粮丸合猪苓汤，育阴利水兼固涩下焦。"

"不错，不错，你给的方子非常对症，我也推荐个方子你试试？"

"好啊，请谭老师出方！"

"嗯，你看看。"说罢，谭老师在处方签上写下：

生淮山药100克，滑石50克，生杭芍30克，甘草15克。

"呃……这是什么经方吗？如果是芍药甘草汤加减，可又是什么用意呢？"我起初以为谭老师会出另外的经方加减，或者起码也是个外台、千金名方，可区区四味药，让我实在摸不着头脑。

"哈哈，这个方，其实和你开的两方思路大致相同。"

"是吗，请您详细讲讲吧？"

"此方是张锡纯《医学衷中参西录》三期五卷中滋阴清燥汤也。原方生山药是一两，今用100克，因此幼童瘦弱已极，气化太虚也，方中之义，山药与滑石同用，一利小便，一固大便，

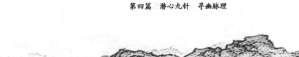

一滋阴以退虚热，一泻火以除实热。芍药与甘草同用，甘苦化合，味近人参，能补益气化之虚损，而芍药又善滋肝肾以利小便，甘草又善调脾胃以固大便，是以汇集而为一方也。"

"妙哉，妙哉，山药与滑石同用，比起赤石脂禹余粮丸，固涩之力有，补益之效无啊。而小孩子脾胃虚弱，猪苓汤里的阿胶估计很难受用，芍药甘草同用不仅能滋阴利水，更能调和脾胃，是以又更优于猪苓汤了。"

"对的，我选此方，也正合此意。"

只短短说话的二十分钟里，药房就将小孩的药给煎好，谭老师嘱咐那对夫妇饲药需频频慢送，以俾药力回旋，充分吸收。那对夫妇非常配合，只顾照做，留在诊所观察一天，将药连服两剂，热退泻止，小便亦利，可进饮食，唯身体羸瘦，不能遽复，谭老师让他们每天用生山药细末七八钱许，煮作粥，调以白糖热服之，一周以后，就听夫妻俩打电话来报喜感恩，说小孩已经能活蹦乱跳的了。

弋阳是典型的丹霞地貌，大都有崖陡、坡缓、顶平、色红的特点。"盖龟峰峦嶂之奇，雁荡所无！"明代旅行家徐霞客曾对这个地方发出过如此的感叹。龟峰是弋阳的风景名胜，位于信江南岸，南接龙虎山，东向武夷山，因景区许多峰峦奇石，都有神龟之相，而麟凤龟龙素为长寿与祥瑞的代表，因此便以"龟峰"远近闻名。

在尊生堂的日子里，谭老师和江老师除了教给我很多临床本领，生活上也对我非常照顾，他们担心诊所紧张的作息会给我造成压力，百忙之中经常不忘抽空带我到周围的景区龟峰去放松。

一个阳光明媚的下午，我与两位老师来到龟峰景区，一起走过桂花园，观赏了伟岸的千年香樟，奇异的八仙四季桂，抚摸着太平天国将士留下的古寨墙一步步拾级而上，看见不少山峰如玉圭高矗，在阳光下，呈现深浅不一的红褐或紫褐色，丹崖如削，壁立千仞，巨崖上往往密布层层纹理或是大大小小的凹坑，放眼望去，煞是壮观。

弋阳盛产的药材很多，海金沙、覆盆子、莪术、葛根等随处可见，江老师也是出身中医家庭，自幼随爷爷行医，认识很多草药，我们一路游玩，一路听他给我们介绍草药。

"博文，你知道中药里有取类比象之说吗？"江老师一边走一边问我。

"您是指《草药辨性歌》里讲的花叶轻浮升散、子实质重降下、枝能横行四肢、皮能利水消肿这类学说吗？"我想起小时候爷爷也给我讲过如何通过药物的外观去推测其药性。

"是的，那你知不知道针灸里的取类比象呢？"江老师非常擅长全息针法，平时扎针随意取穴，效果总能立竿见影，我想他应该是有所体会，想分享给我。

"哈哈，江老师，这我还是第一次听说呢，您给我讲讲好吗？"我已经迫不及待想听了。

"中医的某些治法，都是与自然界某些现象模拟的结果。如

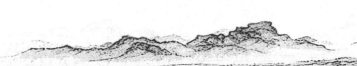

逆流挽舟，提壶揭盖等，在方药的应用上你应该比我熟，在指导用针方面，作用也很大。比如治疗肾、膀胱、尿道结石之董氏奇穴皆在面部，即有提壶揭盖、开上窍启下窍的作用。此外，五输穴根据五行取象应用，如穴位属金则与清肃、沉降、收藏相应；穴位属木则与升发、疏散相应。因此井穴虽皆治心下满，但阳井属金则以下气消满为治；阴井属木则以疏肝理气为治。荥穴主身热，但阳荥属水则补水以清热；阴荥属火则泻火以清热。其他木穴主风主筋，土穴主脾主气等，可以取象而用，使其发挥得更灵活，少针而治多病。"

"那董针的体应针法讲刺骨治骨，刺筋治筋，刺肉治肉也可以看作是取象吗？"受江老师的启发，我立刻想到最近学到的董针针法。

"是的，这叫以体治体。"

"还能以体治象，即根据脏象扩大治疗许多病，例如刺骨治寒治肾亏，刺筋治痉挛治抽风，刺肉治疲劳治便溏……"说着谭老师也补充进来，一下子又让我的思路开拓许多，那会儿跟着他们游山玩水也能学到知识，真是人生一大乐趣啊！

我的暑假很快就结束了，不知不觉大学已经走完两个年头。我回学校办理好大三开学的相关事宜，查看了一下修学进度，发现专业必修课都已经修完，只剩几门专业选修课还没修，于是决定找老师开诚布公地谈一谈，想让他们放我一马，把我放回到碧海蓝天的杏林去。

我找到几门待修科目的老师，诚恳地告诉他们，我已经决定毕生践行在中医路上，毕业后不会从事保险的工作。我这一生，有一个属于自己的诊所，能把临证实践与文化推广结合起来就心满意足，剩余的课程我会自学修完，恳请老师不要因出勤率影响到我完成学业。

没想到此事被上报到系主任那里，系里为此还特意开了个小会。起初老师们一致认为，我是在社会上遇到了传销组织，打着中医传承的名义蛊惑我去做廉价劳动力，甚至是违法的事情。当时我真是哭笑不得，这些学院派最认权威认证，可我又拿不出个官方组织的执照来证明给他们看，我去的地方都是中医传承的真地方（事实上，中医的民间传承哪里有什么官方认证）。

在我进退维谷之际，一个秃顶的老师帮我解了围，因为在一次课上他突然腰痛，我就给他把了脉，对于很多基本病症都说得他心服口服，还给他开了药，说既能治疗腰痛，还能从根本上解决脱发的问题，兴许是最后吃了药有点作用，所以只有他在诸多老师面前认同我，说我"可能"不是出去瞎混，应该是学到真本事的。

我耐心地把自己从小与爷爷行医的经历说出来，告诉老师们，我选择中医是因为血脉里有感情的，我今后选择中医作为我的职业也不是意气用事的……

最后，老师们总算是被我的真诚所打动，同意了我的选择，允许我自己去外面学医，出勤率可以不作为绩点的成分，但期末考试千万不能作弊，不然就别想毕业了。有个可爱的老师当场感动得掉了眼泪，之后还经常带她孩子来找我看病，说冲着我骨子里的那份执着，就应该比大医院的医生更值得信任！

解决好学校的事，我又踏上了去弋阳的路，有一个学期的时间里，我经常往返于弋阳与上海之间，为了节约开销，普快硬座是出行的首选。淡季的时候，一节车厢就我一个人，漫长的车旅为看书营造了绝佳的氛围。目睹了谭老师运用张锡纯方的神奇疗效，我对《医学衷中参西录》格外重视，又在火车上仔细拜读了一遍。

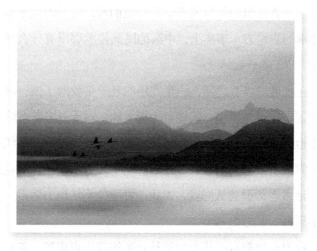

深秋时节，透过火车的窗户我看见华东平原上一片片稻田如同金色的海洋，结满了沉甸甸的稻穗，在蓝天白云下，摇曳着梢头向我示意。远处的天空偶尔飞过一排大雁，一会儿成一字形，一会儿成人字形，像是在谱写生命迁徙的赞歌，我默默

地享受着一个人的旅行，在火车上读完了《尤在泾医书》《傅青主医书》《柯琴医书》《唐容川医书》《曹颖甫医书》等偏于临床运用的书籍。

第 十 五 节

海天佛国闻自性

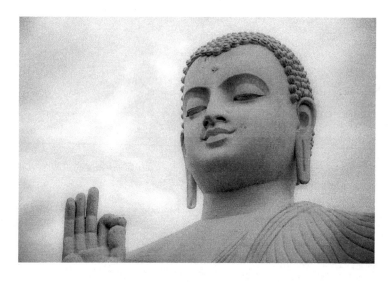

  大三第一学期，我每个月都会到尊生堂待一两周，吃住都在江老师家，得到老师及其家人无微不至的照顾。

  跟诊期间两位老师对我极其信任，为了锻炼我独立施针的能力，很多病人都直接交给我治疗。

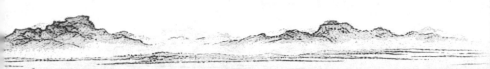

当地的老百姓起初蛮介意一个年轻小伙子给自己扎针，但几次治疗下来效果显著，往后来看病都点名要找那位说普通话的外地小青年。每天能够大量地应诊并实际操作，让我对针法的方证相应有了更深入的体会，真是一份宝贵的经历。

在以前，我对中医的学习主要以伤寒、金匮为主，擅长运用脏腑经络气血的原理做病机分析，深信凡形之于外，必有病于内，习惯了用方药来愈疾的思维模式。而且《伤寒论》里经常谈到误用火攻、热熏以致气阴两伤病极败坏，因此我一直有一种偏见和误解，认为导引按跷、正脊、拉筋等只能缓解病情，不能拔根治病，很多民间诊所打着这些牌子治病，都有点坑蒙拐骗的味道在里面。

江老师擅长各种外治疗法，通过观摩他用外治法接诊过一些疑难病，不仅其疗效让我大为叹服，也让我对中医治病的方法论有了新的认识。

一次，一位广州慕名而来的朋友找到诊所，诉说着自己多年来胸闷、头晕、失眠诸症，吃过各种中药，尽管深信中医，但也厌倦了汤药。当时我和谭老师、江老师都在场，相继为这位病人诊过脉，其脉象指征很明显，左寸极弱，右寸略浮滑。

"心阳不足，以致痰阻胸膈。"谭老师说。

"那用伤寒桂枝甘草汤合金匮栝楼薤白半夏汤吗？"我与谭老师想法一致，因此提出了两个典型的经方待两位老师肯定。

可我话音刚落，那位病人就皱着眉头说："医生啊，中医我

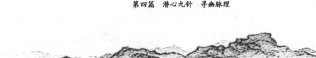

虽然不懂，但什么桂枝、半夏的我看之前医生开的方都有，根本没啥效果啊！"

"呃……是用的原方吗，光两味药相同怎么能说明问题？"

我还想继续确认下病人以前都用过哪些方，可江老师摇摇头，示意不用了，然后叫病人趴到理疗床上，说："来，我给你检查一下。"

江老师用中指顺着病人的胸椎第七棘突往上推按，在大概第五椎上下，似乎是发现有什么异样的突起，一边说道："你这里脊柱变形很厉害啊。"一边用劲一压，只听见那病人大叫一声："啊！好痛……"

"你的胸闷、心慌、失眠都跟这侧弯的胸椎有关，脊柱都变形了，生活质量怎么保证！"江老师说着，让我也来摸摸病人的脊柱，我发现在第五椎的地方，确实有变形。

"医生，您太神了，我平时自己都没感觉到背痛，您这么一压就发现了。那您看我这怎么治呢？"

"一定要结合正脊，校正变形的脊椎，中药是扶正祛邪，但你这个硬性的压迫始终存在不去除，吃再多中药也是事倍功半。"

"好好，我听您的，那就试试吧。"病人大概觉得江老师说得在理，也就听从了江老师的建议。

之后我目睹了江老师用他那套正脊的工具在病人脊柱上敲敲打打一番，病人说胸椎部分被敲打的时候，明显感觉胸腔里有一种闷滞的感觉像是被震颤击碎，并逐渐感到舒坦。

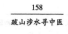

方证相应却不能效如桴鼓，反而是正脊治好了疾病，这是什么道理呢？起初我颇感意外，进而开始思索如何把江老师说的道理和自己以前学到的理论结合起来，我想到《黄帝内经·标本病传论》讲过，病有标有本，有先有后，但人也有虚有实，有缓有急，所以高明的医生，应该是在人的虚实缓急与病的标本先后之间，找一个治疗的权衡之法。

比如这个病人的脉证是与金匮的栝楼薤白半夏汤一致，可以用这个汤，肯定也能起效，但导致他这种脉证出现的根本可能不是自身气机的不调，而是客观的肢体压迫，相对来讲，脊柱的变形才是病的本，胸闷是标。

另外，《素问·阴阳应象大论》也讲："邪风之至，疾如风雨，故善治者治皮毛，其次治肌肤，其次治筋脉，其次治六府，其次治五藏。治五藏者，半生半死也。"也就是说，病症可以出现在不同的部位，有的淫于经络肌肤，有的留滞孔窍，有的深入脏腑，其病机与脉证即便与某经典方对应，但也要视其病变部位，择最佳的施治手段，这样才能最快痊愈。

记得曹颖甫在自己的书里讲，他有一次肩臂疼痛吃了四十多天的药，服之有效却终不能痊愈，后让自己的女儿施针，仅一次就好了。一个医生，真正为了病家的健康，应该是择其善者而从之，而不是标榜自己是一个经方家，就只用药而不用针。

我又想起爷爷小时候用紫苏叶给我洗澡治感冒的故事，想起他用苦蒿糯米饭给别家的小孩治盗汗的方法，想到他用铁锈

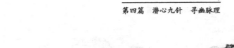

水给人治疗癫狂，我感到中医真是太博大了，理法通达时什么都可以用来作为治病的良药，而经方，只是大匠示人以规矩的指标，学习好经方是通往中医核心的捷径，但治病救人时可真不必拘泥于一方一药啊。

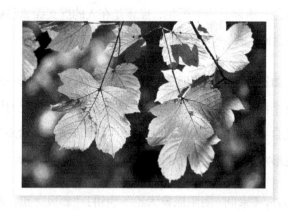

秋去冬来，又是一个学期即将结束，一个宁静的下午，诊忙之余我和谭、江两位老师闲聊起医林趣话。

江老师刚参加完中华脉神许跃远的脉法课回来，开心地跟我们分享"那个许老师诊脉太厉害了，手一搭上，身体哪个部位大概有几毫米的肿瘤都能摸出来"。

"是的，我听说他以前在医院的时候，坐在 B 超室足足搭了几十万人的脉，一边搭脉，一边就用超声影像检验，而且许老师对于自己的手保护得很好，经常交叉回放于腹下丹田，很少跟人握手，如此过人的天赋和后天的大量实践，才造就了一代脉神。"谭老师也补充着他听到的一些坊间传闻。

"真是可望不可即啊。"我从旁听着两位老师的话，既羡慕

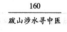

又有点着急，因为我心里有底，虽然学医这么多年，看过的书不少，但持脉之道，仍知之甚微。

谭老师好像看出了我的心思，他思忖一番后说："博文，我以前去普陀山普济寺义诊的时候认识一位舟山的老中医，姓荆，他行医四十多年，对脉理颇有体会，在诊脉方面远远超过我跟江师兄，我可以推荐你去他那里继续学习脉法。"

"可是，谭老师，我还想跟您再学几年针灸呢……"我既高兴学脉有门，又觉得自己在针灸方面还有很多尚待提升，不想这么快离开尊生堂。

江老师看我有些犹豫不决，鼓励道："博文，你要相信于针理你已经学得够好了，但扎针是一个漫长的过程，十年的功力是一种指力，二十年的功力又是另一种指力，只要你持之以恒加以锻炼，假以时日，你的针灸水平绝不在我跟谭师兄之下。"

"是啊，一个中医必须针法、方证、脉理、药物全面发展治病才能有良效，决不能偏废任何一部分。这个荆老医德很高尚，很愿意帮助后学，你应该去拜访一下，去更开阔的地方，提升自己，你的志向不应该只停留在尊生堂。"谭老师又说道。

听着两位老师的话，我的泪水不禁流了下来。他们无私地教我各种针法，生活上关心照顾我大半年，当他们觉得有什么地方教不了我的时候，非常坦诚地又介绍我去别的地方，从未想过要什么回报，只是为了让我把中医学得更彻底。

我含着眼泪答应了两位老师，当晚，江老师的母亲给我做了一餐丰盛的晚饭，全家人都来为我践行，大家都鼓励我要在学医的路上坚定地走下去，绝不要后退，任何时候遇到任何困难都可以再回来……

几年以后，当我也在网上办中医教学时，我总是情不自禁地渴望去引导一些医学院迷茫的孩子，不收学费甚至是倒贴补助，我终于明白谭、江两位老师真的是那种性情非常纯粹的人，当年他们对我的帮助，与其说是一种私人感情上的支持，不如说是他们只是执着地在圆满内心一种对医道的追求。

谭老师帮我联系好舟山的荆老师之后，我就依依不舍地告别了尊生堂，搭乘上饶到宁波的高铁，再辗转至舟山的沈家门。

荆老师以前在北京东直门医院工作过，现已退休在舟山养老，被一家私人诊所返聘回去坐诊。论学历，也是个医学博士，还是第二届某国医大师的弟子，从医几十年得到过很多学术界的嘉奖和荣誉称号，但我自己向来不关心学术界的这些评价，所以不想写进文章，以避攀附之嫌。

来之前荆老师告诉我他去北京参加中华中医药学会的一个学术论坛去了，要两天以后回来，于是我先在沈家门找了间旅馆住下，顺便去普陀山游览了一番。

走进普陀山，这里绿树丰茂、古樟遍野、古道悠长、幽香扑鼻，简直是花香鸟语的海天佛国。随处可闻梵音缭绕，召唤着我朝南海观音走去。

海天之下，身长33米的南海观音像岿然而立，铜体金身，慈眉低垂，俯瞰着娑婆世界的芸芸众生，菩萨"千处祈求千处

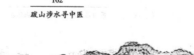

应，苦海常作渡人舟"的慈悲
之怀时刻震撼着众人的心灵。
我不敢喧哗，面向观音，只有
参礼进香，心诚至极。

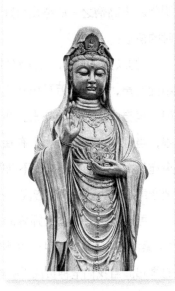

清幽佛国，海天风光，走
在遮天蔽日的绿荫路上，眼看
着深山古刹，脚踏着瓣瓣莲花，
身沐着重重梵香，一切都显得
无比清静、整洁。

站立礁石之上，任海风拂
面，阳光普照；与石狮相靠，
听龟石细语。澎湃的海涛，激
入洞内如宏钟忽叩，如虎狮怒吼，又像是千万匹战马嘶鸣着，
由远处奔腾而来，在滩头不远处停住了。一瞬间又随着一声更
猛烈的啸叫在空中爆出一簇簇银白色的光芒，又像一个个闪烁
着激情的火把，还没待仔细捕捉，便化作一缕缕光束，箭似的
向沙滩两边射去，其声尤若雷轰震耳，魂魄为之出窍。

我想起了《楞严经》里观世音菩萨耳根圆通章讲道："初于
闻中，入流亡所，所入既寂，动静二相，了然不生。如是渐增，
闻所闻尽；尽闻不住，觉、所觉空；空觉极圆，空、所空灭；
生灭既灭，寂灭现前。忽然超越，世出世间，十方圆明，获二
殊胜。"

据史料记载，历代修成耳根圆通的人，只有一位，那就是明代四大高僧之一的憨山大师。其年谱记载了大师修耳根圆通时的情形：

"初以大风时作，万窍怒号；冰消涧水，冲激奔腾如雷。静中闻有声，如千军万马出兵之状，甚以为喧扰，因问妙师。师曰：境自心生，非从外来。闻古人云：三十年闻水声，不转意根，当证观音圆通。溪上有独木桥，予日日坐立其上。初则水声宛然，久之动念即闻，不动即不闻。一日坐桥上，忽然忘身，则音声寂然。自此众响皆寂，不复为扰矣。"

可以看出，憨山大师修的是意根。所谓入流亡所，就是入"涅槃流"，观声音和世间万物的动静和生灭，推知心法和色法的缘起。当我们全神贯注于听察时，世间万法的生灭全凭心起，渐渐地，听觉逐渐处于不分别的状态，直至耳根一圆通，其余五根也很容易脱尘。

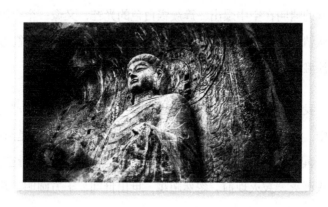

途经心字石，我看见很多游人忙着拍照留念，看着那大大的心字我似悟非悟，感到万千羁绊缘一颗心。心外无物，便不该有那两点。这两点却如影随形，抛撇不开。心内无物，便该空明透彻，却又一点落地生根。**人是如此的感观，心外有所牵绊，心内有所思虑，织一张密密的尘网，网住别人也困住自己，又如何解脱呢？**

第 十 六 节

症因脉治三指禅

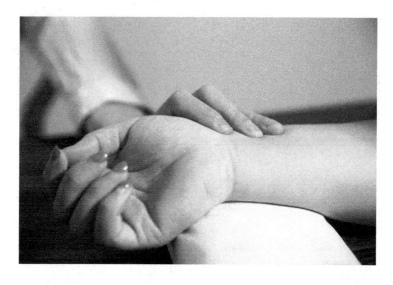

　　大德必得其位，必得其禄，必得其寿，早在
去舟山拜望荆老师之前，就听谭老师说起，这个
医生不仅医术高，而且医德也高。我心想，一名
医生要多好的修为才能获得同行这么高的评价啊，
于是决定按跟荆老师约好的时间提前到他诊所，

但不自报来历，先观摩一下他坐诊。

一大早，我来到荆老师坐诊的医馆，只见诊室里就已经坐着 20 多个病人。我找了个角落，刚好差不多能看到荆老师写字的地方坐了下来，装作是排队问诊的患者，一言不发，静观其变。

病人里有的是六七岁的小孩子，在荆老师周围绕来绕去，活蹦乱跳地直呼爷爷，据说先前因为积食许久吃不下饭，被荆老师治好后回来复诊；有的跟我年纪相仿，也亲切地称呼荆老师为伯伯，因为长期的抑郁症，结果被荆老师一服甘麦大枣汤给治愈，这会儿又带着亲戚过来看病。

这里的氛围不像尊生堂那么紧张，医患之间关系非常融洽，来往的病人像是串门的客人，轻松而自在。我想这都是荆老师的气场使然吧，一位医生如果定力不够好，面对各种孤苦、委屈、焦躁的病人不能泰然处之，不仅于治病疗效不利，长此以往自身的健康也会遭受重创。而荆老师则始终以一种慈悲的笑容，同大家保持着平静的交流。

正当谈笑间，一中年妇女带着一个老大妈走了进来，老者齿黑面垢，目光浑浊，走路趔趄缓慢，乍一看双下肢已略有些水肿。原来老人是宁波人，糖尿病肾病综合征晚期，长期服用西药胰岛素日渐严重，半个月以前准备去做透析的了，女儿听人介绍找到荆老师，老师为其书方七剂，回去后眼目清且排尿爽，略有好转，勉强能自行走动，所以赶紧来找荆老师面诊治疗。

我看荆老师为她诊过脉后，沉吟片刻，自语："**脉浮而数，脏中积冷而营中热也。**"于是提笔书方：

茯苓 10 克，芍药 50 克，生姜 20 克，制附子 10 克，白术 20 克，桃仁 10 克，大黄 3 克，桂枝 15 克，牡丹皮 15 克，枸杞子 10 克。

"真武合桃核承气汤方。"我看出了此方的原型，暗自佩服荆老师用方之干练精准，如此重症，区区十味药竟可起沉疴，挽狂澜。

"喔，你知道这方用来作什么的吗？"荆老师这才注意到我，回头问道。

"呃……"我有点后悔自己暴露得太早，不过既然老师问起，那就姑且谈谈我对两方的理解吧。

"膀胱本州都之官，藏津液，必待气化而后能出，真武又北方镇水之主，用在此，想必旨在益火之源，以消阴翳；桃核承气汤逐瘀泻热，能去宛陈莝；两方合用，则气化足而溺道自通，腐朽去而能新物生。体内气血运化通畅，消渴自除，血浊自净。"

"哈哈，后生可畏，年轻人学得不错啊！"荆老师听了乐呵呵直笑，很开心。又转头对病人说："回乡下去收一些玉米须，**长期泡水喝，对肾炎、尿毒症有很好的改善作用。**"

"好的，谢谢荆医生。"病人连连点头。

说罢，荆老师又提笔写道：

葛根 15 克，天花粉 15 克，麦冬 15 克，生地黄 15 克，五味子 5 克，甘草 5 克，糯米 15 克。

上述药加水 500 毫升，浸泡半小时后煎煮至 250 毫升，频频服用代茶饮。

然后转头问我：“小伙子，这个方认识吗？”

我仔细一看，虽每味药都认识，却不识庐山真面目，只好摇头请教：“晚生不知，请荆老师指教。”

“此方为清代名医叶天士所拟治消渴的秘方，名曰玉泉散。方中生地黄、麦冬甘寒滋阴，天花粉、葛根生津止渴，五味子固肾涩泉，甘草补脾泻火。诸药合用，滋阴固肾，生津止渴，标本兼顾，很适合老年性糖尿病的治疗。”

“原来如此！”我感到自己书已看不少，可仍然是孤陋寡闻啊。关于玉泉散的故事颇多，我也有所耳闻，只是不曾见过此方。

相传，叶天士曾经为一名进京赶考的举人治眼疾时，发现其身患严重的消渴症。当时，叶天士虽医术享誉九州，但对此症却无研究，只得让举人另寻高明。后来，举人去了一处名叫玉泉寺的寺庙，得到一位高僧的奇方，竟然治好了他的消渴症。举人金榜题名后，将此事告知了叶天士，他甚为愧疚，为求医方，便启程拜访高僧。哪知高僧却不肯相见，他便放下名医身架，身居寺庙与众僧为伴，同饮同寝。此举感动了高僧，便将秘方传于叶天士。

叶天士求得秘方后，查阅古医著作融汇多年的行医经验，对秘方加以改进。在治疗数百人、历时近十年的病案基础上，终于研究出了一剂能够非常有效治疗消渴症的医方。为谢玉泉寺高僧的授方之恩，结合该方"如玉泉注身，以治消渴之症"的特性，特将此方命名为玉泉散。后来，康熙皇帝得知此事，甚感其苦心研方、济世于众的善心，御笔亲赐"天下第一"匾额。

综观荆老师为这个糖尿病患者所开三方（玉米须也算一方），都极为简单，但选方精妙，立意清晰，实在让我佩服。另外，其服用方法也让我耳目一新，对于真武合桃核承气汤这种峻剂，他要求病人顿服，而玉泉散和玉米须这样的养阴清淡之品，则嘱咐病家代茶饮，实在是处处暗藏枢机，非菩萨心肠、神仙手眼、英雄肝胆所不能为啊。

见病人少了些，荆老师才笑着对我说道："你就是谭医生推荐来的小青年吧？"

"是的，荆老师好！"此时我肚子里已是一大堆疑惑迫不及待地想请教老师，忙问道："方才您给那位糖尿病的病人摸脉，说其脉浮数，脏中积冷而营中热，这作何理解？"

"浮脉也，按之不足而举之有余，里阴虚而脏中积冷，故按之不足；表阳盛而营中有热，故举之有余。历代医家独朱丹溪于此大有所悟，谓此乃阴不足阳有余之证，拟人参地骨皮散为治，殊屡屡有效，考之《脉诀》，早已有言。"

我一下子恍然大悟，大多数医家都认为浮脉是有表证，但对于这么一个肾衰竭的病人来讲，见脉浮而妄用表散之药，必死无疑；但如果又不明此浮数脉含有阴虚不足之深意，滥用通利之品，反而会伤阴更厉害，这时候我才想起荆老师的方中加牡丹皮和枸杞子的高明之处，愈加佩服。

没等荆老师歇下来喝两口茶，转眼间又有一对母女俩走了进来。

只见一个中年妇女，领着自己十五六岁的女儿坐下说："荆医生，我这女儿经常说失眠，也不知道是不是上了高中以后学习压力太大，您给看看吧。"

"哟，脸色很白啊，小孩子读书营养要给她跟上呀。"荆老师一边说，一边示意让小孩子伸出手号脉。

他三指轻轻地搭在孩子的桡骨侧动脉上，布指均匀，举按有序，呼吸深匀，凝神定视，全然不顾周围一切声响的扰动。时而重按食指，像是来回探寻什么，时而频点中指，好像在跟指腹下的脉跳交流问候。看着荆老师把脉，瞬间我也进入一种禅那的静虑之中。

"你来摸摸看吧。"不一会儿，荆老师转过头让我也给病人号个脉。

我试了试，感觉此人左寸有些沉紧，右关颇微弱，其余还算正常。

"你判断她的病机是什么？"荆老师问我。

就凭一个主诉失眠加脉证，怎么能判断病机呢，我有些感到不可思议，无奈地摇摇头，恳请老师指示。

"二阳之病发心脾，有不得隐曲，女子不月。"

"唉，这不是《素问·阴阳别论》里的一句话吗？"我听出了荆老师引用的《内经》原文。

"嗯，二阳者，足阳明胃、手阳明大肠也。其病发于心脾，可以从她左寸沉紧而右关微弱看出来。盖因思为脾志，而实本于心。其始也，有不得于隐曲之事，在女子则体现为月事不来。"说着荆老师转过头问那位小孩的母亲，"你女儿周期不正常多久了？"

"这……大概半年了吧，以前我们也找西医看过，医生说现在的小孩都这样，是正常的，于是我们做大人的也没管。"那位中年妇女也表示惊讶，没想到光从脉还能看出自己女儿的生理周期问题。

"思则气结，郁而为火，以致心营暗耗，又转而克肾，是以男子少精，女子不月，无非肾燥而血液干枯也。于是心火上炎而不能下交于肾，睡眠自然不好了。"

"那您看给这女孩开什么方好呢？"我问。

"当归建中汤就行。"荆老师干脆地回答道。

"温中健脾也能治疗失眠？"

"营血足自然月事通，中州建自然上下交，水火既济，魂神自安！"

说罢荆老师就给小孩子开了当归建中汤原方，不用丝毫重

镇安神之品，舍症从脉，毫不含糊。

妙哉！我是个直性子的人，通过目睹荆老师两例凭脉辨证施治的案例，我深信荆老师足以在脉法上指引我，所以当场鞠躬恳求："荆老师，我这辈子只想学好中医，希望您能收我为徒。"

在场的病人见此情景，也都成人之美地说道："荆医生，这小伙子看起来不错，您就收了吧，将来没准也是个好医生！"

人越是修为高深，越不愿意好为人师，反而更谦和低调。在荆老师这里，我听到了一句熟悉的回复："我们相互学习，相互学习。"

其实我明白，当时荆老师既没有拒绝，也没有答应要收我为徒。这种情况下，我从不以请客、塞礼去勉力行事。我知道就像我与谭老师、江老师之间一样，师承的关键是以心印心，即便是举行过拜师仪式的师徒，在今后的学习中，为人师的能传授多少，还得视徒弟的品行、悟性以及彼此之间的缘分而定。

"你可在这儿多玩几日，大家相互交流，我也能向你学习学习。"荆老师又补充道。

"好啊，谢谢荆老师！"我很高兴荆老师能留我，也预感一定能在荆老师这里学到更多的宝贵知识。

"我有个学生在普陀山佛学院做后勤总管，我可以让他安排你住里面，听谭医生说你喜欢静坐，相信你会喜欢那里。"

于是我听从安排，下午就照着老师给我的地址，到了普陀

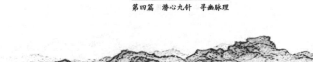

山佛学院，准备先解决好自己的住宿问题。

自从离开香海禅寺后一年多，其间我也在许多寺院挂过单，习惯了寺院偏僻、幽静、略带简陋的风格，之前也听法学师父说过在灵岩山佛学院学习时的情形，条件都非常艰苦，所以我也是做好了艰苦朴素一阵子的打算。

当我找到位于朱家尖普陀山佛学院时，完全惊呆了。这是一块占地面积约 300 亩，完全采用唐式风格建筑的寺院，依山傍水，布局精巧，气势宏大，堪称中外一流。

后勤总管张师兄接待了我，听说我是还在华师大念书的学生，对我非常友善，欢喜地向我介绍，佛学院和我们学校又联合办学，华东师范大学普陀山教学科研实践基地为普陀山佛学院的学术积淀给予了很大的帮助。我觉得缘分真的很奇妙，人的一生，冥冥之中总逃不出因缘二字。

张师兄给我安排了一间客房，两楼一底的设计，外有围墙、木门、庭院，远看像农舍，住进去以后才知道，里面的家具都是实木做的，极简朴而高雅，虽没有电视和网络，但安静而舒适。

傍晚，我独自一人漫步在宫殿般的寺院内，小路通幽，古木参天，楼台池水，静谧迷人，偶尔看见两个僧侣穿着百衲衣在眼前穿过，感觉自己就像回到了唐朝。大雄宝殿里传来钟声与梵呗，回荡在云雾缭绕、暮色笼罩的山谷间，叩彻心扉，似乎有一种穿透灵魂的力量，召唤着我回首青山白云，皈依空寂本原。

　　大钟丛林号令资始也，晓击即破长夜，警睡眠；暮击则觉昏衢，疏冥昧。钟声叩人心扉，让我想起了《叩钟偈》中的话语，"**闻钟声，烦恼轻，智慧长，菩提增。离地狱，出火坑，愿成佛，度众生**"。于是，暮色之下，我缓缓踱步，独自享受着这份幽静，默默感恩荆老师的安排，以及一路上给予过我帮助的善人。

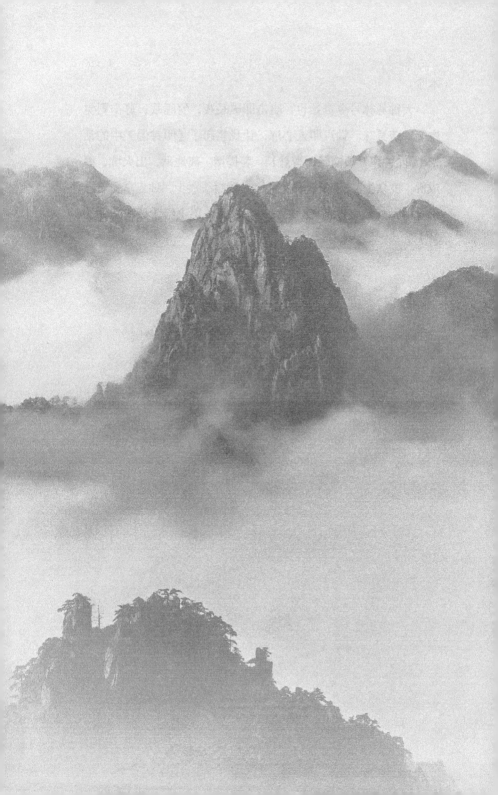

三指断病　本草求真

第五篇

第 十 七 节

脉要精微理甚深

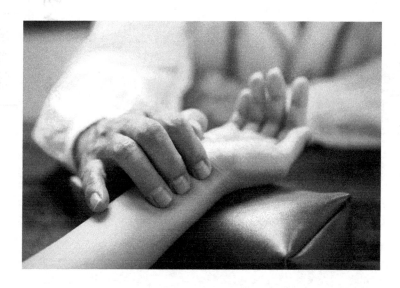

　　第二天，我一早就赶到荆老师的诊室，趁着
病人不多，我给荆老师沏了壶老家带来的龙井，
先把聊天的氛围营造起来，看着老师惬意地品着
香茗，我问："老师，您听说过脉神许跃远吗？"

　　"许先生天赋过人，其触脉之灵敏非一般人能及啊。"

"那要怎么才能练就他那样的水平？"

"这个嘛……"荆老师眯着眼看着我，回味着口里茶叶的清香，接着说，"哈哈，你去参加他的课程，三天就学会了。"

"啊……三天？"我有些不明白，为何荆老师说许氏脉学非一般人能及，但又说三天就可以学会。

老师看我一脸迷茫，问道："你想学脉法还是脉术？"

"啊，有区别吗？"我从不曾听过中医脉诊还有法与术的区别。

"是的。"荆老师将了将腮下的胡须，并清了下嗓门，态度转而变得认真严肃：

"以许跃远和王光宇等为代表的现代脉学，其原理可以用《难经》"上竟上，下竟下"六个字概括。尽管两人各自声称发现了一些新脉象，医者通过于寸口的不同部位，极细微地去体察这些脉象，就能感应身体对应部位是否存在肿瘤、疼痛或炎症。**这些诊断不管多么趋近于现代诊疗仪器的检测，也只能说是把脉的术推向一个极致的层次，但绝不是中医脉法的精髓。**"

"那什么才是中医脉法的精髓呢？"我觉得老师的话很有道理，现代脉学其内在精神就是对应，寸关尺与躯干之间的部位对应，脉象与疾病之间的病情对应。但中医的脉法，肯定存在更高的核心精神。

"须知中医从病机诊断到针药治疗，无不遵循天人合一的系统论、整体观，脉诊亦复如是。全息对应的脉诊自古有之，只能算是中医脉诊的一部分，**而脉法的核心，应该是能根据三部九候之间的关系，判断五脏六腑之间生克制衡的情况。"**

"老师能说得详细点吗？"我感觉老师所言过于抽象。

"以脾虚形体消瘦为例，你说说可以由哪些原因造成？"

"既然消瘦是脾虚造成的，那还有什么原因呢？"这个问题我还从没考虑过。

"脾主四肢，脾弱不能灌溉气血于四体而消瘦，这只是直接原因，你再想想，有哪些原因可以造成脾虚运化无力。"荆老师非常耐心地循循善诱。

我这会儿才有些醒悟，在脑海里估摸着想了一下，答道："脾肾阳虚可以造成水谷腐熟无源；肝脾不和可以造成气滞疏泄不调；胃强脾弱可以造成津亏消而不化。学生不才，一时只能想到这么多了。"

"不错，能想到这么多说明你基础还算扎实。"荆老师还算比较满意地点着头，接着问，"那你说说，脾肾阳虚的脉应当如何？"

"元阳不足，其脉自当整体沉细弱，或者右手关尺以下至少应当是迟弱的。"

"很好，那肝脾不和呢？"

我似乎有了一点感觉，想起曾经治过的一个肝气郁结导致食少腹胀的人，当时我只是问病给方，用了逍遥散，效果挺好，我回忆了一下那会儿诊脉的印象，我想应该就是荆老师问的这种肝脾不和导致脾虚消化失调的情况，于是答道："是左关肝脉弦紧，右关脾脉濡弱吗？"

"很好，很好，你再说说胃强脾弱又会在脉上有什么体现呢？"

"呃……"我想了半天，实在不知道如何在寸口上去仔细分别脾胃之间的关系，最后只得反过来请教荆老师，"学生实在想不出，还是请荆老师指点下吧。"

"《伤寒论》麻仁丸证的条文能背吗？"荆老师仍旧是引导而不道破。不过还好，《伤寒论》全文我不能背，像麻仁丸这种典型症状的方证条文，还是有些印象，于是望着天花板背起条文来：

"趺阳脉浮而涩，浮则胃气强，涩则小便数，浮涩相搏，大便为难，其脾为约。"

"对的，胃强脾弱可以用趺阳脉来判定。"

"是啊，我怎么忘了用趺阳脉来断定脏腑之间的制衡关系！"

"嗯，按寸不及尺，握手不及足，人迎、趺阳，三部不参，这些都是医圣张仲景早就提出过的大忌。"

"您能再讲一讲三部九候同参的应用吗？"按寸不及尺的道理我一直也知道，可自扁鹊以来，历代诸家都只是较多地在寸

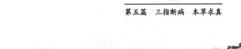

口处对脉法进行发挥，到底三部九候如何参与脉诊辨病，其实也并不多见。

"仍以肝脾不和为例，刚刚你说到，左关弦紧，右关濡弱，能引起运化不振。可到底是脾弱所致之肝旺，还是肝强所致之脾败呢？

"啊？还能区别得这么仔细？"事实上，我表示这些问题我从未思考过。

"脉理精微，完全可以察觉！"荆老师细抿了一口茶，看来又有一番大论道破了。

"这时候就可以参看人迎脉之胃气强弱，如果人迎脉本不弱，那可以说明右关脉的濡弱只是受因于肝郁气滞，只要略加消导就能改善一个人的运化功能；如果人迎脉已经很弱，左关弦紧只是血虚筋失濡养后的一种现象，这时候如果再破气消耗，将进一步导致土败胃伤，无力于消磨水谷，运化精微，加重病情！"

"啊，太神奇了，如此应用脉法，脏腑之间生克关系，变得更清晰，用药也更准确！"

"再有，人迎脉与寸口脉之间的对比诊断，还可以应用得更细微。"荆老师继续补充道。

"还能更细？"

"《灵枢·禁服》云：人迎大一倍于寸口，病在足少阳，一

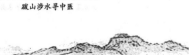

倍而躁，在手少阳……寸口大一倍于人迎，病在足厥阴，一倍而躁，在手厥阴……"

荆老师说着拿出桌子上的《黄帝内经》翻到相应篇目给我看：

"你看，小柴胡汤证有寒热往来，乌梅丸证也有寒热往来，如何区别？如果你读过《灵枢》的这一章应该就很清楚，人迎主外，寸口主内。如果人迎脉大于寸口脉一倍，定为少阳证寒热往来无疑；寸口脉大于人迎脉一倍，则寒热错杂病在厥阴可断！"

"太不可思议了！"我继续读着后边的经文：

人迎二倍，病在足太阳，二倍而躁，在手太阳。人迎三倍，病在足阳明，三倍而躁，在手阳明。盛则为热，虚则为寒，紧则痛痹，代则乍甚乍间。人迎四倍，且大且数，名曰溢阳，溢阳为外格，死不治。寸口大一倍于人迎，病在足厥阴，一倍而躁，在手厥阴。寸口二倍，病在足少阴，二倍而躁，在手少阴。寸口三倍，病在足太阴，三倍而躁，在手太阴。盛则胀满、寒中、食不化，虚则热中、出糜、少气、溺色变，紧则痛痹，代则乍痛乍止。寸口四倍，且大且数，名曰溢阴，溢阴为内关，死不治……

我突然明白一个道理，脉的强弱在不同体质的人身上所反映出来的问题不一定相同，但如果同一个人的三部脉相互对比，

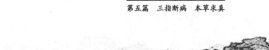

其中的强度差越大，则说明机体失衡得越厉害。

"大多数医家津津乐道于去附会哪种脉象代表哪种病，其实不管脉象有 28 种还是 32 种，或者后世又发现了多少种，千差万别不外乎分为强度、体相、部位三种类别，只是为了客观反映气血在人体内部运行的情况，如果定性地认为某种脉象代表什么病，反而缩减了脉象的意义、脉法的核心，应该是通过整体辨证，明了脏腑经络之间更细微的相互作用关系。"

"是的，老师，我明白了。"听君一席话，胜读十年书，短短半个小时下来，荆老师把我说得心服口服，恍然大悟，并让我对自己之前盲从一些玄奥的医家小技感到可笑。

说话间一个青年女子走了进来，她坐在荆老师面前，指了指自己下巴上的痤疮，说："大夫，我这个痤疮长了很久了，总是好不了，您给我开中药调理一下吧。"

"好的，好的，我给你把把脉吧。"荆老师也客气地答道。

三分钟过去了，老师让我也试试。

我接过那个青年女子的手，感觉脉象还是比较典型的，左寸细数，双尺浮滑。这要是在以前，我可能会认为这个人是心阴虚，加肾阴不足，有虚火。但听了荆老师脉诊当整体辨证的思路，我不敢妄下言论，只在一旁默默地观看老师处方。

只见老师写下：

生甘草 20 克，党参 15 克，黄芩 15 克，黄连 5 克，半夏 15 克，干姜 10 克，苦参 10 克，土茯苓 30 克，半枝莲 10 克。

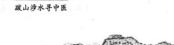

写罢挥挥手让女子去抓药，不复言语。

我看出了老师开的是半夏泻心汤加减，但不明何意，等女人走后，好奇地问道："荆老师，这个人面部痤疮，我见她尺脉浮滑，想必是肾气亏虚，虚火上炎，但我见你除了给予半夏泻心汤清上理中，还刻意开了一些清热利湿解毒之品，不知有什么深意吗？"

荆老师嘘了口气，说道："**她的左寸细数，心经有热，双尺浮滑，乃心火沿三焦下行至膀胱子宫处。滑为有湿，合上脉数，则为热毒，她只是不方便说而已，实际上染了一些不卫生的病。**"

"啊，这也能看出来？"尽管荆老师说得很有道理，我还是有些将信将疑。

"**在《金匮要略·百合狐惑阴阳毒》里讲，狐惑之为病，状如伤寒，默默欲眠，目不得闭，卧起不安，蚀于喉为惑，蚀于阴为狐，不欲饮食，恶闻食臭，其面目乍赤、乍黑、乍白。蚀于上部则声喝，甘草泻心汤主之。蚀于下部则咽干，苦参汤洗之。我用甘草泻心汤合苦参与土茯苓，就是上清其热，下泻其毒。**"

话音刚落，那个女子又走了进来，像是想说什么又不太好意思说出口。

"你还有什么事吗？"荆老师问道。

那女子犹豫了一会儿，还是低着头说道："医生，实不相

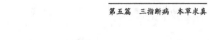
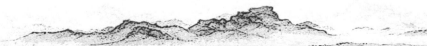

瞒，我有宫颈糜烂，最近带下很多，很臭，西医那边让我手术，我害怕手术，所以想开中药调理。可我看您开方太过于简单，我怕没效果，还是实话告诉您了吧。"

"小姑娘，你去吧，方子就是根据你的脉象开的，对你的病会有效果的，快去吧。"荆老师慈祥地对女子说，话音里是真切的鼓励和关心，没有丝毫鄙视的态度。

而我在一旁，唯有对老师通达脉理感到无比佩服。等诊室稍清闲些的时候，我又坐在老师面前虚心请教："老师，您给我讲讲怎么提高自己把脉的水平吧。"

"精研《脉经》，是学习脉法最紧要的一环。"

"不知这本《脉经》有什么特点呢？"在此之前，我已经学过了《濒湖脉学》《医宗金鉴·四诊心法要诀》《诊家正眼》，隐隐约约觉得古代医家所著之脉法书籍差别并不大，所以问道。

荆老师娓娓道来："《脉经》十卷，西晋王叔和撰，是研究脉学仅存的最早的一部专著。据叔和自序说：撰集岐伯以来逮于华佗经论要诀，合为十卷，百病根源，各以类例相从，声色证候，靡不赅备。研究脉学，而不从《脉经》打下基本功夫，甚或竟毕生不一览《脉经》，则犹无源之水、无根之木了。"

"只需要吃透一本《脉经》就够了吗？"我还想着，如果学好脉法只宗一书，倒也轻松。

"不，博览诸家也很重要。"荆老师补充道。

"清·周澄之著《周氏脉学四种》均辑自《内经》《难经》《伤寒论》《金匮方论》《脉经》《甲乙经》《千金要方》《千金翼方》，以及宋元以来的名贤、日本诸家，截至目前，可说是研究脉学最完善的一部类书。他说：考之于古而有所本，反之于身而有可信，征之于人而无不合，斯施之于病而无不明。字字坚实，各有着落，均从《内经》《伤寒论》《金匮》诸书中融会得来，颇能道其奥旨。也很值得参考。"

"好的，老师，我记住了！"

说罢，荆老师打开了他办公桌后面的书柜，又取出一套《古今图书集成·医部全录》翻给我看，并介绍道："这是一部由清政府组织编写的大型综合性书籍，《医部全录》共520卷，分类辑录自《内经》至清初120余种医学文献，有古典医籍的注释、各种疾病的辨证论治、医学艺术、记事及医家传略，分门别类归纳集成。其结构严谨，层次分明，载述有据，论理精详。"

"天啦，这么庞大，一个人一辈子能看完吗？"一听说这书有520多卷，我瞬间蒙了。

"现在的人都很浮躁，很少有人愿意静下心来阅藏。"

荆老师这里打了个非常巧妙的比喻，"阅藏"二字，原本用于佛教界，指古代的法师如果要弘法布道，一般都会阅读一遍经律论三藏佛典，严格要求自己弘法利生前一定要通达教理。但现在的法师并不是这样，大多凭借看了几本心灵鸡汤的书，就到处开坛说法。而行医治病和弘法布道一样是极其严肃而神圣的事，医生治病，手操生杀大权凌驾于众生之上，却很少能有人静下心来研读经典，一心提高医术。

我听出了荆老师的话外之音，惭愧地低下了头。

"这本书从第71到216卷为脉法、外诊法、脏腑身形等内容。"

老师接着说："其中'脉法'和'外诊法'，摘取了30余种医学书籍中有关四诊的论述。词简意明，描述生动，辨析精详，切合实用。而且对'脏腑身形'内容，又博采了50多种重要医学名著的有关资料，详细载述了脏腑学说、经络学说，运气理论、身形理论，详细阐发了中医基础理论的精华内容。如果能仔细研读，去粗取精，定能大大提升你的辨证诊断能力。"

在老师的批评下，我及时醒悟过来，并深刻地意识到为医博览诸书的重要性，并下定决心这辈子一定要把这套《古今图书集成·医部全录》看一遍，只是看着整套图书累若身高，心想价格一定不菲，不禁又让我望之却步了。

"你不必担心。"荆老师看出了我的难处，鼓励说："我这儿的书籍你可以随意看，每天跟诊完了带回佛学院去，那边安静，打打坐之后再看书，理解得更快。"

"太好了，谢谢荆老师！"听荆老师这么说，我喜出望外，简直比中了大奖还开心。

就这样，我算是正式开启了在荆老师这里的学习之旅，白

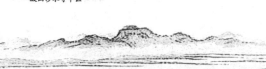

天在诊所跟老师学习把脉辨证，下午四五点钟就回到佛学院学习。

荆老师把他行医三十年精读标注过的医书都和盘托出借与我相看，跟诊时又总是诲人不倦地把脉理的每一个细节悉心传授，在此期间，我对于脉诊的体会又更深入许多。

第十八节

露宿风餐无怨悔

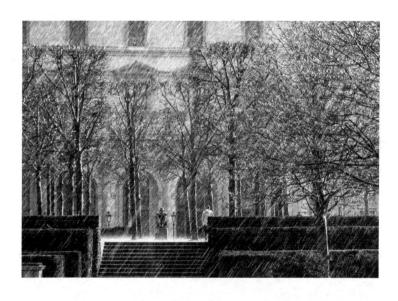

　　从 2014 年底到 2015 年暑假前，这期间我经常往来于舟山荆老师的诊所和上海学校之间。有时候如果停歇的时间短，就直接住老师诊所旁边的宾馆，但如果赶上普陀山旅游高峰季节，而佛

学院又适值佛教界大会，客房紧张，则当日去当日回的情况也有。

对一个在校的大学生来说，经常外出访学，吃喝住行的花销是一笔不小的数目，我的开支来源大多是大一时期给人做家教的积攒，尽管游走学医资金经常吃紧，可我从没想过要去另谋收入，那段时间对医道真知的渴求占据了我心里所有的空间。

自进入大二开始立志学医以来，我足足有一年多没回家了，那一年冬天，我独自在华师大过完春节，大年初五，听说荆老师的诊所开始上班了，我一大早乘坐大巴就赶到舟山。

因为大雾，原本四个小时的车程足足在路上堵了七个小时，下车时舟山又下起了大雪，那天去普陀山烧香祭拜的人很多，但因为停船封海，游客都被滞留在沈家门，一下车，我就感到车站人满为患。

下午两点多，蓬头垢面的我早已饿得是饥肠辘辘，满身雪泥，四肢冻得发抖，在路边匆匆吃了些中午饭，热腾腾的汤粉瞬间给全身带来暖流，我打起精神又径直朝荆老师的诊室走去。

一进门，诊室里鸦雀无声，荆老师正在给一个中年男子诊脉，见我来了，指了指桌上的开水，示意让我先喝杯热水。

我在一旁默默观看，那位男子约莫三十几岁的样子，消瘦焦黑，眼眶凹陷晦浊。突然只听老师说："年轻人，感冒咽痛只是标，肾虚才是本啊，要注意保养身体！"

说罢在处方签上写下：

巴戟天 10 克，肉苁蓉 10 克，桔梗 20 克，炙甘草 20 克，熟地黄 50 克，当归 15 克，砂仁 10 克，制附子 5 克。

我看出了这是郑钦安潜阳丹的思路，也不说话，过去拿了下病人的脉。只觉此人寸脉数而不任重按，尺脉弱。

"看出问题来了吗？"荆老师问我。

"肾气虚，虚阳上浮。"我如实说道，毕竟经过一段时间的学习，这样的脉证还是容易体察。

"那医生，我能吃六味地黄丸吗？"病人一听我跟荆老师都说他肾虚，就问起来。

"喔，这个问题问得好。"荆老师笑了笑，朝着我说："现在的人一听肾虚，首先就会想到吃六味地黄丸，你看看他可以吃吗？"

我想了想，此人阳脉虽数，然不任重按，咽痛为虚火而非实热，且尺脉微弱，肾阴故当不足，元阳同样微弱，于是摇头回道："恐怕不行，尺脉微弱，下寒且甚，六味地黄丸虽能益水之源，反陷下元微阳于寒渊，徒害而无益。"

"依你之见，可以用什方呢？"荆老师继续引导着我问道。

"这人阳脉旺而不任重按，尺脉沉弱且舌淡者，此阴盛格阳，当温补下元，引火归元，方如济生肾气、右归饮之类，以及您所开的潜阳丹都可以。"

"不错嘛，最近进步挺大。"荆老师听我分析得在理，也高兴得直夸赞，看我也有几分洋洋得意，索性又抛出两个问题来：

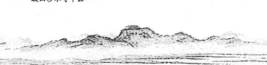

"那你看，这君相二火，心肾两脏，寸尺两脉，还可以有哪些变化呢？"

"那我就先说说这个人想吃的六味地黄丸应该属于哪种情况吧！"我看那位病人坐在一旁似乎对中医的脉证治疗有些兴趣，干脆就投其所好，"**阳旺阴弱之脉，还有两种，一是阳脉数大有力，尺脉细数，此为肾水不足，心火独亢，当予泻南补北，黄连阿胶鸡子黄汤、玉女煎主之，六味地黄丸或者知柏地黄丸都可以。**"

"是的，像你的尺脉就很弱，元阳不足，就不能再用阴凉之品去滋补了。"荆老师跟病人说道，同时也表示对我的肯定。

"**二是阳旺按之减，尺脉细数且舌光绛者，此为阴不制阳，水亏阳浮，当滋阴潜阳，方如三甲复脉汤，**这种情况也可以用**六味地黄丸，**不过一定要注意火候，时刻把握病人阴阳变化，若尿清便溏了，可以适当配比一些桂附地黄丸，唇舌热疮时又需减少桂附的量。**总之，谨候气机，无失其时。**"

荆老师听了我的分析，表示非常满意，等病人走后，就让我坐在他的位置上烤火，然后开心喝着茶，四处走动，嘴里还吟诵着诗词："不知庭霰今朝落，疑是林花昨夜开。"

趁老师开心，我又提起问来，"老师，我对脉的体会，似乎总是停留在一种理论的层面，比如《内经》讲，"**平心脉来，累累如连珠，如循琅玕……平肺脉来，厌厌聂聂，如落榆荚……平肝脉来，软弱招招，如揭长竿末梢……平脾脉来，和柔相离，**

如鸡践地……平肾脉来，喘喘累累如钩，按之而坚……"对这些我总感觉难以体会，有什么办法能让自己对脉象产生深刻而直观的体会呢？"

"持脉之道，虚静为宝。"

荆老师指着手里的茶杯，示意让我观察杯中摇曳着的茶叶，继续说道："学中医最关键是感知，是察物于秋毫。一个人虚静的时候，内心澄澈的时候，他能看到事物发展的苗头、枢机，在这种状况下就能对万事万物看得很清楚。如庄子所言，**圣人之心静，如天地之鉴也，万物之镜也。**"

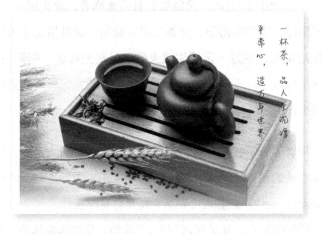

"您是说，只要做到虚静二字，就可像圣人那样洞悉天地，如镜鉴物？"我感到很神奇。

"是的，你忘了《黄帝内经》第一章就说过有关真人、至人、圣人、贤人的情况吗？"

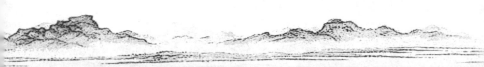

我想了想，依稀还记得，"上古有真人者，提挈天地，把握阴阳，呼吸精气，独立守神……中古之时，有至人者，淳德全道，和于阴阳，调于四时，去世离俗，积精全神，游行天地之间，视听八达之外，此盖益其寿命而强者也，亦归于真人……"

"你看"，荆老师微笑着打断我，"游行天地之间，视听八达之外，这些都不是骗人的啊！"

这些《内经》里的经典名句都是曾经在学校的时候，晨起在操场上散步背的，当时只当作文学读过去了，没想到这会儿荆老师却把它当作金匮真言一般用来阐释。

"可虚静又是何物呢？"我问。

"虚是对内心而言，静是对外物而言。虚内，则精神洁净；静外，则无知无欲。如此这般涤除玄鉴，精神就会犹如一尘不染的大镜子，然后就可以直接照见大'道'了。"

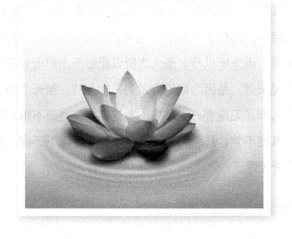

"如何能做到虚静？"顺着荆老师的话语机锋，我总喜欢打破砂锅问到底。

"**彻志之勃，解心之谬，去德之累，达道之塞。**贵富显严名利六者，勃志也。容动色理气意六者，谬心也。恶欲喜怒哀乐六者，累德也。去就取与知能六者，塞道也。**此四六者，不荡胸中则正，正则静，静则明，明则虚，虚则无为而无不为也。**"

"您是说，一切荣辱观念，七情六欲，知识技能，都是悖乱心志、束缚心灵、牵累天德、蔽障大"道"的因素。只有使它们"不荡胸中"，才能保持虚静，并能达到无为而无不为的境界吗？如此说来，虚静岂不是程朱理学式的格物致知论？"我因为经常修习内观禅照，翻看一些古代诸家调摄内心的书籍，勉强能依文解意听懂一些荆老师的话，又问道。

"两者有一定的相似，但本质上还是有区别的。"荆老师摇摇头，喝了一口茶，接着说道，"格物致知是希望通过超脱物欲，获取智慧。但道隐于小成，言隐于荣华。人一旦有了智慧、知识和经验，就有了'成心'，进而还是会分别出是非对错，是非之彰也，道之所以亏。圣人之所以能够不出户而知天下，不窥牖而见天道，是因为他们能做到去知与故，循天之理。无物累，无人非，无鬼责，不思虑，不豫谋，光矣而不耀，信矣而不期，其寝不梦，其觉无忧，其神纯粹，其魂不罢疲。虚无恬淡，乃合天德。"

"那虚静的本质又是什么？"

"养神，惟神是守！凡外重者内必拙，留心于外物就会使内心蒙蔽。但如果你能做到顺事而不滞于物，冥情而不攖于天，淡而无为，逐渐进入心斋的状态，摒除一切杂念，肃清内心已有的世俗污点，忘掉名利、事功，甚至连自己的形体也要忘掉，慢慢地，你就会变得**虚怀若谷，清净专一，暗合天德，洞察无碍了**。"

那天天很冷，我似懂非懂地听着荆老师的话。窗外大雪飞舞，凛冽的寒风呼啸着拍打在窗户上，诊室里空荡荡的，只有我和荆老师，火炉上烧着一壶热茶，热腾的蒸汽时不时冲开壶盖，嘘嘘地往外窜，衬托着周围空气的寒冷，冷到仿佛时间都凝滞了。

后来，我跟荆老师聊了很多，但因为我慧根浅薄，也忘记很多，不过老师说，做学问不要有所求，而要把他当作一种对古圣先贤思想的体会，这句话我倒是一直记住了。

而《黄帝内经》里有关真、至、圣、贤的描述重新引起我的重视，老师说，**虚静就是养神，唯神是守，恬淡虚无，真气从之，精神内守，病安从来**？做一个真人，从此成了我人生的追求，因此后来我给自己取了个外号叫杨守真。

下班以后，我们一起在外面吃了点便饭，然后荆老师给我联系了佛学院的学生，那边说这几天寺院有教界的交流会，厢房都住满了人，没有办法提供住宿，老师随后邀请我去他们家留宿，大新年我不想去打扰老师与家人团圆，所以就说当天要

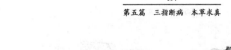

回上海，然后拒绝了。

与荆老师分别后，我赶紧来到客车站买票，结果太迟已经赶不上最后一班车了。我第一时间想到的是找宾馆住宿，但连续问过好几家宾馆，都挤满了滞留在舟山的游客，没有多余的客房，我开始有些担心起来。

天已经黑了，空中又飘起雪花来，寒风像刀一样刮在脸颊，我独自一人走在舟山的路边，漫无目的地往前走，望着波涛汹涌的潮水，再一次感到人生的路是那么漫长，前方不知道还要走多远。

走了很久，我所路过的宾馆都没有客房，这时候我已经不抱任何希望，只是往前走着，脑子里想起了荆老师的话："去知与故，循天之理。无物累，无人非，无鬼责，不思虑，不豫谋，光矣而不耀，信矣而不期，其寝不梦，其觉无忧，其神纯粹，其魂不罢疲。虚无恬淡，乃合天德。"

我想，大不了就露宿街头吧，我并不后悔，选择四处学医，是内心最真实的渴望，君子坦荡荡，我为我的选择感到无愧天地与任何人。

不知什么时候，我隐约听到背后有人似乎是在叫我："小伙子……小伙子，你要找住房是吗？"

我回头一看，是一个五十几岁的大妈，骑着电瓶车，应该是拉客的，我赶紧点头，希望她带我到附近的旅馆住宿。

这个大妈自己家就是开旅馆的，不过不是那种路边的宾馆，而是"深藏"在城区小巷子里的民宿，如果没有她带路，一般的游客根本找不到。虽然条件简陋了一点，但总比露宿街头好，我很庆幸在这个寒冷的夜晚还能找到一个屋檐，有热水和干净的床褥可供安静地休息。

印象里，那天晚上我睡得特别香，往后我习惯了把孤独看作是一种熟悉的慰问，我把独自经历的这一切，当作一种精神的伏特加，在漫长的求医生涯中，伴随着我走过无数旅途。

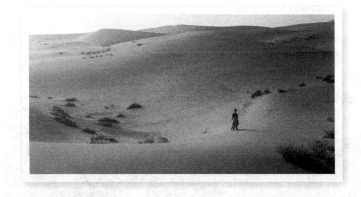

第 十 九 节

满山芳草忆故人

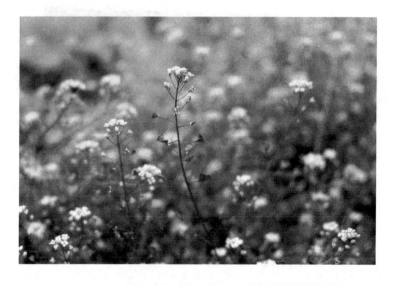

2015 年 7 月 21 日，大学刚放暑假没多久，我就接到家里父母的电话，爷爷病危，让我赶紧回家。

爷爷那会儿已经是进入九十岁的人了，在他生命的最后十年里，基本是在抑郁、苦闷和不被理解中度过的。八十岁那年因酗酒而脑溢血，之后被我家楼下那位西医及时抢救过来，并在父母的悉心照顾下，其神志、行动各方面恢复如常人，但从此就彻底不再给人看病，一方面是父母怕他年纪大了给人治病万一开错药吃官司，一方面，爷爷也逐渐放弃了自己的医术。

他整天郁郁寡欢，一个人从早到晚躺在庭院的竹藤椅上，父母忙工作，我和姐姐在外地读书，没有人陪他说话，也不知道他整天在想什么。大概在他八十六岁左右，家人发现他逐渐变得神志不清，经常神狂谵语，暴躁如雷，动则离家出走，难觅踪迹。

起初父亲还以为爷爷是因为什么事情斗气，故意胡言乱语，跟大家怄气，只是迁就，并暗中照顾好其饮食起居，从未想过这是中医讲的一种狂躁病。直到有一次爷爷因为极度亢奋用石头误伤了父亲的脚，母亲方才想起自己看王洪图讲《内经》的时候学到过"重阳则狂"的医理，于是赶紧去医院请大夫开了龙胆泻肝汤，以期挽救。

其实爷爷因为长期精神抑郁，肝气郁结，伏火暗伤，滋生体内痰浊，加之老年人年迈而津亏肠燥，长期便秘，矢气乱串，少阳胆火夹痰并与矢气合而为毒，攻陷心包，所以才会产生神志昏昧。

那会儿我在上海念书，对爷爷的病也没能帮到什么忙。母亲请当地的医生开了龙胆泻肝汤给爷爷服用，以苦寒之品重折龙雷相火之暴急有功，却仍不能宣透热入心包之毒炽为害，三剂药下去，狂躁之相是没有了，爷爷却仍旧意识不清。

又这样过了一两年，爷爷的身体每况愈下，口苦、咽干、不欲饮食的症状越来越严重。直到我赶回家的时候，爷爷因为腮下流脓无法进食20多天，包括姑妈、伯父在内的全家四代三十几个人围在爷爷面前，望着他奄奄一息却始终无法瞑目，亲戚们都说，爷爷是还想见我最后一眼。

那年夏天非常炎热，爷爷躺在藤椅上不时用手想去捋胸前，应该是心胸有窒闷感，他见我来了，已经没有力气说话，只是示意他的中指，我明白了什么意思，赶紧取出随身携带的银针，原本想给他扎内关和神门穴安冲降逆，缓解胸中的窒闷感。可他摇晃着手始终不配合，反而硬是要将中指指尖挥向针头，无奈之下，我在爷爷的中冲处放了一小滴血，瞬间他变得平静舒坦些，当晚排过一次大小便之后，安静熟睡了一夜。

至今回想，这应该是爷爷为我上的最后一课——**有故无殒，亦无殒也**。我一心只想着他气血已经极度虚弱，不敢轻易放血伤及正气，但爷爷自己清楚他当时的情况，营热内陷心包，胸热烦满难耐，实则泄之，中冲穴正是心包经的井穴，井主心下满，在这种情况下，泄热凉营的办法只有放血最快，有故无殒，亦无殒

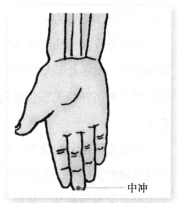

中冲

也。

第二天上午，爷爷仍旧滴水未进，他反复地看着我们大家，一会儿指指父亲，一会儿指指姑妈，并在藤椅上企图侧身翻转，父亲日夜未眠，陪伴照顾爷爷多日，察言观色，一眼就看出爷爷是要起身直坐，于是和伯父帮他把后背扶正。

我则一直坐在爷爷身旁，时刻握紧他的脉搏。

"你们……你们……"爷爷说话了，他的脉搏极其微弱，每吐一个字都要花很大的力气才能冲过胸腔送达唇口，我在一旁看得格外痛心，一家人紧紧地围在他身旁，屏住呼吸，听他讲话，"家家……都，都要，好好的……家家，好好的……"

我一辈子很少见过父亲流泪，他排行老二，但三十多年来始终主动担任着赡养爷爷的责任和义务，在我们村里是出了名的孝子，虽然中年以后反对爷爷行医，其实也是希望爷爷晚年能多享享清福，而家庭的重担则任劳任怨默默承担，从不向任何人诉说。听爷爷说完最后一句话时，全家人都落了泪，就连父亲也不例外。

之后，爷爷真累了，闭上眼睛不再说话，一直熟睡。

直到晚上十一点左右，他指了指下身，突然再次要求排便，家人都感到奇怪，已经一个星期没有进谷物，怎么还有大便。我知道情况已经不妙，等父亲和伯父扶他再次回到藤椅上靠好，紧摸住他的脉，不敢半点疏忽。没一会儿，爷爷突然脉搏变得洪大而空虚，一口气冲到胸前难以下咽，呼吸非常急促，大概半分钟的样子，终于停止了呼吸，脉也逐渐消失在指下……

一家人很快帮爷爷换好寿衣，伯父在门外放了鞭炮，村邻们相继赶到我家，没多久阴阳先生也到了。坐夜守孝的程序由村子里德高望重的长者张罗主持起来，大家把爷爷抬入冰棺时，他颜面很安详，头发和眉须如银丝般致密而长，鼻梁高挺，身材俊瘦而轻盈，装正而整洁，儿时记忆里爷爷那种神采奕奕的身影再次浮现在眼前。

来往吊唁的客人里除了村邻，还有父母的同事，以及爷爷以前收过的那些义子，有的义子在外地工作不能赶回来，就托他们的父母前来吊唁，但也有例外，前文提到过的杨斌，他不仅从省城贵阳赶了回来，还特意把在学校读书的女儿接出来，三天三夜静守在爷爷的灵堂前。从每个认识爷爷的人口中，总能听到一两个有关爷爷为他们诊病的故事，有的说爷爷为他治疗过头痛，有的说为她治疗过带下病，有的说他们一家五六个孩子从小只服爷爷的药……

坐夜守孝的日子里，我每天为爷爷诵三部《地藏经》，希望他能安详往生。第四天我们把他从冰棺里抬出来送往殡仪馆的时候，其手脚四肢依然非常柔软。看过南老在《生命的终点与起点》一书中所阐释的人的轮回，我坚信，爷爷以他一生救死扶伤的福德资粮，一定到了一个安详的地方。

爷爷的墓地是他生前自己挑选的，坐落在村里唯一一座大山的半腰上，地势平坦，视野开阔，两面山体环抱成一靠椅状，后经阴阳先生再次勘定，堪舆极佳，无须做任何改动。坟前数株松树苍劲挺拔，屹立守护，放眼望去，是一马平川的母亲河水涓涓流淌，河边的沙滩外是广袤的一片绿草坪，顺着草坪后面的小路一直延伸，在那最远的一座山头后面，就是爷爷的师父谭师爷的家乡。

按照农村的习俗，老人去世以后，前面七七四十九天，每满一个七天会去老人坟前烧香送纸，说法很多，比如怕老人回来看我们的时候不认识路呀，或者到了另一个世界钱币不够用呀等等，其实古人的这些说法只是为了传承一种慎终追远的意义。每到了一个七天我就会去爷爷的坟前烧香送纸。

父亲因为时代的原因，没有选择学习中医，但爷爷去世以后，他买来毛笔和线装本，每天都在家誊写爷爷遗留下来的那些笔记。翻开一页页泛黄的古卷，犹如老人昔日的容颜般亲切。惋惜、哀叹、振作，各种情绪充满了我的心头。

这次回来，我跟母亲之间的关系缓和很多。

母亲因为坚持服用中药调理，之前的更年期综合征以及肾结石、骨刺等所有症状都已治疗好了，而且还因此喜欢上了中医，并自己买了医学院的教材，合着一些网上的教学视频自学。

我也把大学几年来在外面学习中医的经历告诉父母，提出大学毕业以后，会选择中医的路途。还给他们讲了蒲辅周老先生行医至30岁已门庭若市，但自感医道不精又闭门三年，勤思苦读的事迹。

父母这次都对我的选择表示了巨大的支持，说如果毕业以后暂时没有办法行医谋生，也愿意支持我在家继续钻研医学。

然后我拜访了高中毕业那会儿托县里中医院叔叔给我办理中医师承关系时，介绍的那位师承师父熊主任。

我跟熊主任说，等我大学毕业回老家以后，第一时间就去找他学习，但趁着现在还在外地读书，想多跑跑外地，向其他医生学习，见见世面。

熊主任是我们当地的名医，他年纪和我母亲相仿，为人非常开明，其妻子又是我的中学体育老师，对我的成长经历很熟悉，他满口就答应了我，如同亲戚长辈一样鼓励我多在外面学习，说贵州文化落后，不要做井底之蛙。

一年半以后，我回到老家找到他跟诊学习，我们之间建立了深厚的友谊，熊主任也是我这辈子很尊敬的中医之一。

村邻们早就听说我这些年一直在外面四处学医，所以在家守孝的这段日子里，时常会有人上门求诊，我打心里非常感激他们对我的信任，总是来多少看多少，从不收费，想趁在家的时间尽量多帮他们解决一些问题。

一天中午，我和父亲在家里誊写医书，突然听见一阵急促的敲门声，我赶紧开门一看，隔壁大婶一家三口都过来了，堂兄和他媳妇儿搀扶着婶娘，说不仅婶娘腰痛得厉害，他们夫妻俩也经常腰痛，想过来找我治治。

我见婶娘痛得很难受，赶紧给她扎了董氏腰痛穴，加以动气引针法，待疼痛缓减后让她躺下又针一下三黄穴平补平泻。

然后招待堂兄堂嫂，先给他们诊断治疗。

堂兄说，他前些年在工地上干活儿需要搬运很重的货物，一次因为用力过猛，造成了腰椎滑脱，做过手术以后，从此再也不敢举拿重物，动则疼痛，给行动造成了很大的不便。我给他诊过脉之后，感觉双尺很沉细弱，于是就给他按中医的劳证论治，开了金匮肾气丸加些补骨脂、仙茅、淫羊藿、枸杞子之类的补益之品。

而堂嫂的脉摸上去则弦中带涩，我问了她些妇科的问题，基本也都不正常，我想这可能是肝木疏泄失常，气血郁滞，以致腰府枢机不利，于是开了加味逍遥散并用了些川楝子、红花等疏肝活血之品。

等婶娘起针后，我问了下她发病的起因，原来这是年轻时留下的陈年痼疾了，以前家里穷，不管寒冬酷暑都去河里淘沙，于是慢慢感觉腰很冷，就像坐在水里一样又痛又重，吃过很多中药也无济于事，这不听说我也在学中医，因为从小看着我长大，宁可相信我也不想再去找那些医院里的医生看了。

我对婶娘寄予我的信任感到有些压力，心想这不就是《金匮要略·五脏风寒积聚病脉证》里讲的肾着之证吗？于是照着原书开了甘草干姜茯苓白术汤，加了些附子和桂枝。

婶娘看着方子十味药不到，疑惑地问道："博文呀，我这病这么多年了，比他俩的都严重，你怎么开的药这么少？"

堂兄和堂嫂也在旁边纳闷："是呀，我们一家三口都是腰痛，你怎么开的方还都不一样嘞？"

我耐心地给他们解释了其中原因，让他们回去试试。婶娘一家三口也对我极其信任，因为在他们心里，我一直是村里从小看到大最爱看书的娃，于是再三道谢才离去。

望着他们出门的身影，我心里也有些没底，倒不是因为辨证没把握，而是对于婶娘的病，总感觉方向对了，可药不匹敌，没有信心取效。

三天以后，堂兄和堂嫂又来到我家，还带了很多新鲜的蔬菜，都是自家地里种的，他们特意来感谢我，说吃了我开的药才三天就明显感觉腰不再疼了，非常开心。但当我问起婶娘时，他们却说，婶娘吃了药基本没啥效果，堂兄见我有些失落，安慰道："博文，你婶娘那是老毛病了，没这么快的，即便治不好俺们也不怪你，你已经尽力啦！"

"尽力了"三个字久久在我耳边徘徊，我想，这真的就没治了吗？

那些天我一直在考虑这个问题，如果病势如火车，药力如螳螂，即便选方用药都对了，仍旧不能取效怎么办？

母亲这时候突然想起给她治好骨刺的那位医生，于是对我说道："我有个同学在贵阳工作，上次就是她介绍的一位姓倪的医生帮我把骨刺治好的，去找他看病的人很多都是像你婶娘那样的顽疾，据说这位医生非常善用毒药和外治疗法，所以才能取得这么好的效果。你看有没有兴趣去拜访他，我可以再让我的同学帮你问一下。"

"当然有兴趣啦！"没想到母亲也在帮我留意医术高明的师父，我一听，顿感喜出望外。

毒药攻邪，五谷为养。

早在《素问·五常政大论》里就有"大毒治病，十去其六；常毒治病，十去其七；小毒治病，十去其八；无毒治病，十去其九"之说。

对于沉疴重疾，不得不先借助大毒之品方能把病邪祛除到一定程度，只有这样，小毒、无毒之品，方可奏效。

故而《神农本草经》开篇就讲："下药一百二十种为君，主治病以应地，多毒，不可久服，欲除寒热邪气，破积聚，愈疾者，本《下经》。"

一直以来，我很清楚自己对药的运用存在短板，许多有关药的知识经验完全来自于书本理论，但为了保证广泛安全性，书中的理论大多有中庸之嫌。虽然我熟记的药物已经有四五百种，但如果带兵打仗，真不敢说有几个是自己的子弟兵。我越来越感到，临床处方，对所开出的药仅仅只是明其性味归经及功效远远不够，因为一味药材在不同病况下，需要煎煮到什么火候，以及选择丸散膏丹、鼻饲、熨敷何种手段施治都至关重要地影响着疗效，而这些，纸上得来终觉浅。

于是我有劳母亲再次帮我联系一下她在贵阳的同学，让她

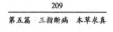

把我的经历告诉那位倪医生，说明拜访求医的意愿。

没几天，母亲的同学就打来电话回复，说倪医生同意我去拜访。父母得知此事后，都感到很高兴，爷爷去世后这么久，总算是见他们心情有些好转。

那会儿已经9月中旬，学校早就开学了，保不准什么时候学校会通知有事，所以母亲给我收拾好行李，让我趁早先去一趟倪医生哪里。

收拾好行装，临行那天早晨，我再次来到爷爷的坟前。

夏秋之交，天气变得凉爽，漫山遍野被五颜六色装点，草地里散落着许多露珠，爷爷坟前的那几株松树依旧挺拔，而不远处的几簇野菊已含苞欲放，青色的橘子挂满枝头，银杏叶开始泛黄……这些，在爷爷的眼里全是药。我想起清代名医徐灵胎在自己坟前写的挽联："满山芳草仙人药，一径清风处士坟。"

负笈行医，周游四方，大医精诚，志存救济，千百年来，在中国这片土地上，有无数像爷爷这样的民间中医，一辈子奔走在治病救人的道路上，他们并没有像徐灵胎那样因为著述等身而名垂千古，但他们的精神，化作这满山芳草，同样永世长存。

我深深地在爷爷坟前鞠过躬，继续踏上前方的旅途。

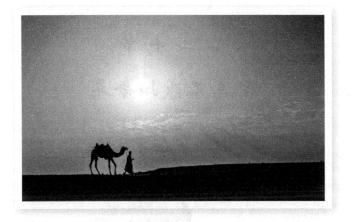

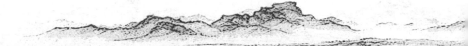

第二十节
用毒不惑知命年

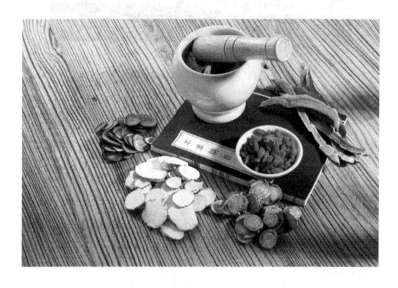

　　倪医生是母亲大学同学的同乡，据说五十几岁的时候，因为身体不好，便提早退休开始自学起中医，随着对医道的钻研日有体会，慢慢不仅把自己的病给调好了，还开始给别人治起病来，实在是由于其疗效显著，倪医生很快在家乡当地

名声大噪，后来被省城的一些大诊所看中，又延请去贵阳坐诊。

我来到贵阳白云区某老街道上一家普通的中医诊所，第一眼见到倪医生时，他正在训斥一个病人："听你的还是我的，为你好的话不听，命就这么贱啊！"

站在一旁的我听了都直哆嗦，只见他双目圆睁有神，说话雄浑有力，虎背熊腰，中气十足，给我一种性格刚烈豪爽，心直口快而毫不含糊的印象。等病人走后，我忙上前客客气气地自报来历。

"哈哈哈，小伙子，你可知我只是个半路出家的老头儿，没太多文化，而且治病经常用的都是一些毒药喔，你不怕吗？"

倪医生大笑道，他的话音有一种震荡心肺的穿透力，说话时嘴角上翘，浓密的眉毛也跟着往上飞扬，酷似张飞，充满了侠义之气，很难想象，一个年近七十岁的老人，还有这般体魄，更不会联想到十几年前他还因为生病提前退休。

"是药三分毒，关键看怎么应用，这也是我想向您学习的原因，毒药用得好，就像驯服的野马，更容易打胜仗建奇功！"我答道。

"那你说说，什么是毒？"倪医生似乎想考察下我。

"药的毒性即性味之偏性，温凉寒热、酸苦辛咸，其性味越浓烈，其毒性也越强，反过来那些病入膏肓的顽疾，也更需要这样的药去纠正体内极度失衡的阴阳关系。"我大致说了下我的理解。

"哈哈哈，哈哈哈……"

倪医生只是笑而不语，让我感到甚似羞愧，因为我很清楚，关于毒性就是偏性的说法，只能算是中医思维下的泛谈，对指导临床基本没什么意义。

正说话间，一个六十几岁的老年男子由儿女推着轮椅走了进来。老人面色晦暗，肢体肿胀，呼吸带喘，看样子挺严重的，他儿子一见到倪医生，脸色转而变得有些希望，感激地说道："倪大夫，我父亲吃了您给的那个胶囊，大泄了几次，脚明显没有原来肿了，现在睡觉也勉强能躺下了，我们还特意去拍了片子，医院里的专家都感到不可思议，肺部阴影消失了很多，这次特意带他过来，想请您再开点那个胶囊。"

倪医生接过 CT 片，看过之后连连点头："是好了很多，我先给老哥把个脉吧。"

我站在旁边瞭了一眼患者的影像诊断，原来是肺癌已经转移至肝、脾多个脏器及周身淋巴组织液，如此高危重症，我还是第一次见到，究竟倪医生用了什么胶囊能够力起沉疴，短时间让病人全身水肿消退得这么明显，令我实在琢磨不透。

"嗯……你父亲脉虚不任峻泻，不能再用那个胶囊了。"不一会儿，倪医生就把完脉说道。

"那怎么办呢大夫，眼看着那药效果挺好，如果停了我父亲的病不就又回去了吗？"老者的儿子听了倪医生的诊断，焦急地问道。

"这个你放心，药仍然用原来的药，不过我们这次不用内服，我让药房做成膏药，然后给老哥贴在肺俞穴上，效果是一样的，只是更缓和些。"倪医生补充道。

"好好好，谢谢你啦倪大夫，那您赶紧开方吧！"

说罢，我见倪医生在处方签上写下：

甘遂 10 克，芫花 10 克，大戟 10 克，白芥子 10 克，细辛 10 克，麻黄 3 克。

以上药研末醋调匀，分制成膏药贴 6 份。

好家伙，这不就是十枣汤的加减吗？不用说，倪医生给老人服用的胶囊里肯定就是《伤寒论》里药效最为迅猛的十枣汤主药甘遂、芫花、大戟，此三者乃是利水消肿、破癥消积之峻药，通通被列为《神农本草经》之下品，均为大毒之物，久服令人气虚损，从古至今敢用此方者，要么是知药擅用的经方高手，要么就是孟浪用事的狂妄之徒。

患者浓痰积聚，酿成肺癌，侵害全身，危重疾急，如此沉寒深渊，已非二陈、六君子之辈所能扭转乾坤，方此之时，唯以十枣汤放手一搏，幸能力挽狂澜。我在一旁暗自叹服倪医生真是用药不凡，但也纳闷，为何做成膏药之后，就不怕其毒性猛烈了呢。

"须知药物在人体内发挥作用需要经过吸收、分布、转换、排泄四个过程。"病人走后，倪医生转过头对我说道。

"有的药大辛大温，喝进体内尚未发挥疗效时就对肠胃消化道产生了损伤；有的药味厚质重，长时间徘徊在肝内，势必会造成肝的代谢障碍，变成毒害；有的药质黏性涩，容易导致人体循环系统发生阻滞，所以久而久之肯定会伤肾。"

"原来如此。"我从未思考过对药物在人体内导致中毒反应的作用机理，听倪医生说起，感到很惭愧。

"所以，要敢放手用一味毒药，就必须对它毒副作用产生的过程充分了解，才能做到趋吉避害，如庖丁解牛般用利而不伤钝。"

"那甘遂、芫花、大戟这几味药之所以有剧毒的原理是什么呢？"我好奇地问道。

毒性也是药性，副作用也寓于正作用之中。你看，此三味药能将顽痰伏饮一击而破，瞬间泄下排出，可以想象服用它时对胃肠道津液的损伤有多大。但如果选择外敷的方式，让药物直接渗透于组织液间，寒痰同样能被消融，却顺着三焦下渗于谷道或溺道，这样对胃肠内的津液的损伤就可以降到最低。"

"真是妙啊！"听了倪医生的话，我大有一种拍案叫绝的快感，赞叹道："很多人学习《伤寒论》都知道十枣汤的大名，但却因为投鼠忌器不敢妄用，您这一招外敷的方法，可谓深入虎穴，乘胜追击，直达水饮窠囊隐僻处，有的放矢而不疑。"

"哈哈哈……"倪医生又是一阵抒怀大笑，爽朗而高兴地拍着我肩膀，说道："来，小兄弟，我带你看看我的药房。"

说罢，我跟着倪医生来到诊室后面，推开房门，简直像进入了一个药物的展览馆，这里陈列着各种动植物的标本，一些毒蛇之类的药物被浸泡在酒罐子里，昆虫类的则被做成标本放在橱柜中。我随手拿起一个标本，问道："这是什么呀！"

"小心，这可是马钱子，剧毒喔！"倪医生担心我误食入口，赶紧叮嘱我。

"那它有什么功效吗？"

见我一点不知，于是倪医生如数家珍一般，跟我介绍起来。

"这马钱子啊，又叫番木鳖，其毒甚烈，每人每天服用不得超过 0.6 克，每次最多 0.2 克，否则极易中毒身亡。"

"啊，如此重毒，用之有何用？"

"它可是健胃的妙药啊。早些年，我专用它治疗癌症晚期，胃气衰败，食入不化，鼓胀积聚，命悬一线的病人。我让患者每日服用 0.5 克起，逐步增至每日 1 克，服之可令胃肠蠕动强劲有力，消积化食，效宏力专，为我立下不少汗马功劳。"

"厉害，厉害！那您是怎么避免它的毒副作用的呢？"

"这就复杂了。需要先将马钱子去净毛，水煮两三沸捞出。再用刀将外皮皆刮净，浸热汤中，旦、暮各换汤一次，浸足三昼夜取出。再用香油煎至纯黑色，掰开视其中心微有黄色，火候即到。将马钱子捞出，用温水洗数次，将油洗净。再用沙土，同入锅内炒之，土有油气，换土再炒，以油气尽净为度……"
"啊，这么复杂！"我听了有些晕头转向。

"是的，我用沙土同炒，你能知道其中用意吗？"倪医生转而想考一下我。

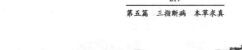

我想了想他刚才说过的毒性即药性，答道："此药能强烈刺激胃肠肌肉蠕动，健胃消积，想必其毒害也在于此，如果作用力太强，肯定也会伤到胃肠壁黏膜。土炒正是取其温厚缓和之性，固护胃气，以免伤正。"

"哈哈，孺子可教，孺子可教。"倪医生满意地点点头。

"真是每一味药都有自身特定的使用方法，充满了学问啊！"我再次发出感叹，觉得自己在医学的道路上还差得很远，在很多领域还有待进取。

"那当然，就算辨证组方对了，如果药用得不如法，就好比枪膛里塞满了生锈的子弹，中日甲午战争的失败就是铁的教训！"倪医生拍着桌子越说越慷慨激昂，竟还由药论起军事来，让我更觉得这个老头充满了活力，可爱至极。

我想起徐灵胎的《医学源流论》里有篇文章叫《用药如用兵论》里也曾提到："实邪之伤，攻不可缓，用峻厉之药而以常药和之，富强之国可以振威武也。然而选材必当，器械必良，克期不愆，布阵有方，此又不可更仆数也。"我想倪医生应该算得上是颇得其中深意。

突然间我想起了婶娘的腰痛病，腰以下冷痛，腹重如带五千钱，病脉证都符合经方里的甘草干姜茯苓白术汤证，可药下去却如同螳臂当车，石沉大海，有去无回，实在不知怎么办，于是我问道："倪师父，对于一些风寒湿痹深入骨髓的老顽疾，您这儿有什么好办法吗？"

"这个啊，你旁边的那位老兄就是这类病的克星。"倪老伯指了指我手边的一只小虫子，我拿起来一看，标签上写着"斑蝥"。

"这应该也是剧毒药吧，用来外敷还是内服呢？"

"是的，此药也是毒性剧烈，被医院划为毒麻类管制药品，一般口服 0.03 克以上就会中毒，尽管有报道指出可以用来治疗食道癌和肝癌，但我认为没有必要铤而走险，**斑蝥最优越的功效主要是体现在治疗体表类疾病上。像关节类的风湿病以及神经性皮炎、甲状腺结节等**，只需要将斑蝥这一味药捣烂后用不到 0.5 克敷于患处，几个小时之后即能拔出水疱，带走风寒湿之痹。"

"0.5 克，几小时就能见效？"我感到太不可思议了，"像那种寒湿深入骨髓的风湿，即便是用大剂量的乌头也需要几个疗程的汤药才能略有成效，为什么用斑蝥一味药，就能产生这么大的效果呢？"

"这其实还是药物发生作用的一个机制问题。风寒湿痹，一般发生在四肢关节等体表部位，也是血液循环的末梢，最容易发生气血瘀滞的地方。如果用药内服，即便像麻黄、桂枝、附子这类的强心药下去，还是首先作用于心阳，然后靠增加心阳的输出力度，把气血打到四肢末梢以带走寒湿，这等于绕了一个大圈。有句话叫鞭长莫及就是这个道理。也许乌头的力量还没在'边塞'发生作用，'粮马车草'就已经堵塞在了'京城'——上火的症状已经起来了。"

"所以您采用的是以夷制夷的策略？"我见倪老伯又打起了军事的比喻，也接了个茬儿。

"不错，正是这个道理。我们**把斑蝥贴在患处，直接将关节深处的寒湿拔出来，其实和麻黄加术汤是一个目的，但外敷的方法避免了走体内循环，也不会造成代谢中毒**。"

"可为什么不能用附子外敷呢？"

"这就是二者药性之间的细微差别了，斑蝥的药性更具有渗透力，善于吸收皮肤深处的寒邪湿邪，乌头是辛温发散力强，所以反而不方便拔毒外出了。"

"啊，光这一味斑蝥用得好，我可以治多少农村人的病啊。在我的老家村子里，人们因为生活条件不好，大都有风湿的毛病，普通的汤药只能是缓解疼痛，吃久了都对中医没信心了，看来还是自己以前学业不精啊！"

"小老弟，你别灰心，我像你这么年轻的时候还不知道什么是中医呢。我只不过是倚老卖老多积累了一些用药的经验而已，中医药的发扬光大还需要你们这些年轻人去传承，我老了，很多东西学不来了，你要乘年轻，多学，多用！在实践中练就真本事，在理论中提高新认知。"

"嗯，我一定谨遵倪老师的教诲！"

从来没有跟哪位医生交流得这么开心，倪老伯比我父亲还大五六岁，但他却亲切地称呼我小老弟，我虽然嘴上叫他倪老伯、倪老师，但打心底把他当作一位交心的朋友。

我在贵阳待了几天，每天都能看见倪老伯用他自制的一些毒药去挽救很多危重病人，如用蟾蜍皮治疗肝硬化腹水，乌梢蛇酒治疗中风半身不遂，蜈蚣与雄黄合用治疗严重的脓肿溃烂……

每一味药都是倪老伯手下英勇善战的将士，而倪老伯则像一位调兵遣将的将军，带着这些战士上阵杀敌，攻无不克。

每当我在临床上遇到一些重症患者时，我的脑海里又会浮现出倪老伯治病时那种有勇有谋的大将风范。我越发觉得，中医治病充满着处世哲学的艺术，什么样性格的人就会开出什么样的方，优柔寡断的人开出拖沓冗杂的方，谦和为善的人开出中正平和的方，正直刚正的人开出干脆精练的方。所以，医术的提升势必伴随着综合人文素养的提高，多读修养之书，多学处世之智，对中医临床同样重要。

没过多久，学校打来电话说要准备毕业实习了，我不得不告别倪老伯坐上去上海的火车。临走时，我送了倪老伯一坛茅台，而老伯则送了我几个昆虫标本。短短几天里，我们建立了深厚的友谊，我后来写毕业论文的时候，他还给我提供了许多临床数据。

现在自己坐诊忙了，时常还会拿起那几个标本来看看，激励自己，谁说中医治不了大病，既然选择了，就要做一个像倪老伯那样的中医脊梁。

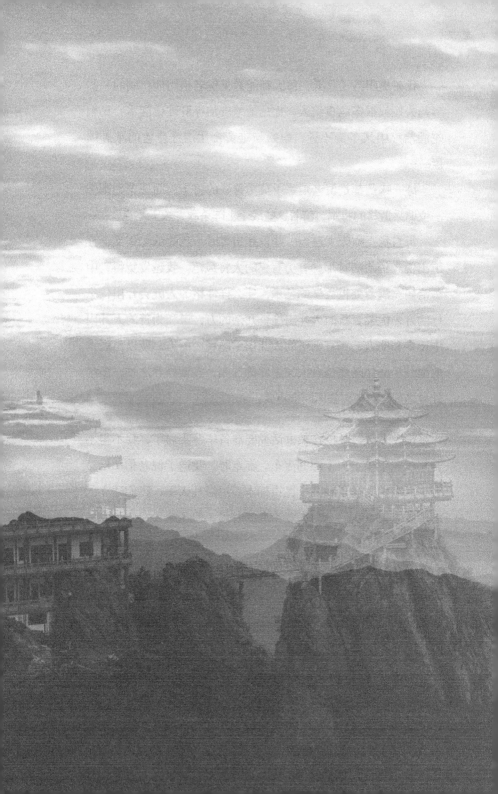

龙华问道 『运气』毕业

第六篇

第 二 十 一 节
以书会友忘年交

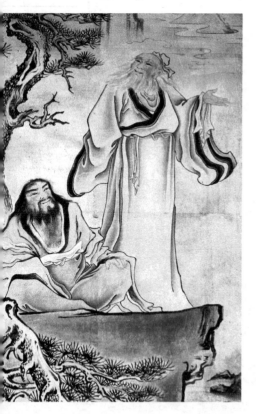

本科四年转瞬即逝，交了这么多年的学费，我连炒股和基本的数理统计软件也不会用，更别说那些金融方面的高端玩意儿了，毕竟志不在此，我也不后悔。

实习和毕业论文设计是大四的两项主要任务。我不想去银行或者保险公司实习，所以仍旧是每天待在图书馆里看书。室友同窗三年多，都知道我在外面自学中医，终于在临毕业的时候能经常在学校看见我了。

一天，我正从图书馆回来，室友沮丧着脸，似乎遇到什么伤心事，低落地跟我说道："博文，我爸爸最近常打电话给我说，爷爷自从脑溢血中风之后，不能活动的那只腿经常发冷，而且这两年越来越严重了，他们住在农村也不知道该怎么办，你能不能写个方子给治治？"

"呃，你父母同意让你室友给你爷爷治病吗？"我的第一反应是，中医都要看白胡子的，普通老百姓怎么可能请一个还在学校里读书的学生为自己看病呢。

"这个你放心，我会说服他们的。"室友满口保证。

"好，那就让我这个小老中医为你书方一张吧。"

提到脑中风，我的爷爷曾经也得过这病，因此在读历代诸家有关偏枯的论述时，我格外留意，尤其对张锡纯在《医学衷中参西录》中有关脑充血病的论述，反复研读再三。当室友提及他的爷爷因罹患这病而半身不遂、肢体僵冷时，我内心其实是跃跃欲试的，原因很简单，因为我想，如果我能把室友爷爷治好，说明当年爷爷脑溢血的时候自己也一定能帮上忙，这样他在天之灵也许能感到点欣慰吧。

了解过室友爷爷的舌象、饮食、大小便、睡眠等一些基本信息后，虽未能把脉，我断定还是符合张锡纯振颓汤方证的，并分析室友爷爷病情主要偏于下肢，且寒甚，于是在振颓汤基础上重用牛膝再加生附子，全方如下：

生黄芪30克，知母10克，党参20克，白术20克，当归15克，生乳香9克，生没药9克，威灵仙20克，干姜8克，牛膝50克，生附子6克。

写完方子后我又斟酌再三，觉得并无什么风险，才放心地交给了室友。

一周以后，我见室友未再提此事，心想可能是方子没效果，或者他父母根本没去抓药，也不好意思再问，就渐渐忘却了。

大概两周后，一天我们大家都在宿舍看书，室友接过他爸爸的电话，突然兴高采烈地向我说道："博文，我爷爷吃了你开的药一共八剂，腿不冷了，而且活动也利索了，他们都很高兴！"

"真的吗，没想到效果这么好！"我也有些喜出望外。

"当然是真的，我爸妈说让我一定好好感谢你。"

"哈哈，我见你们迟迟没反馈，还以为你爸妈不相信我，没去抓药呢。"

"没有，我跟他们说我在上海找了一位老中医，是老专家，特意给爷爷开的药，他们收到药方后都非常重视，怕乡下买的药质量不好影响疗效，又特意跑到县城去买，所以才耽误了服药的时间。"

"是这样啊。"我有些哭笑不得。

"博文怎么在你口中成了老中医啦，哈哈哈！"室友们听了也哈哈大笑，从此我也在宿舍留下个小老中医的称号。

有阵子，我整日在学校看书，突然有一种强烈渴望把理论应用于实践的想法，正当这时江老师打电话告诉我说，他有一个徒弟叫何欢，在上海某家企业工作，想找他去上一堂有关小

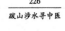
跋山涉水寻中医

儿养生的课，可诊所实在是忙不过来，因此想让我去。我正愁无处实践，心想讲课也算是一种中医文化推广吧，于是二话没说就答应了。

和这位何欢师姐交流后才知道，她也是跟江老师学过董氏针灸的学生，在我们国家重要的造船厂江南重工工作，是里面工会的干部，企业每年遇到各种节日，他们都会组织一些活动或讲座，算是丰富企业文化。

何师姐也目睹过江老师小儿络刺的神奇，因此特意想请江老师来为员工及家属上一堂小儿保健的课程，但江老师既然竭力推荐我，她也相当信任。

那时的我真是初生牛犊不怕虎，什么都敢尝试。一个人大清早起床，从闵行坐车5个小时来到长兴岛江南重工的所在地，午饭还是在公交车上随便解决的。到了偌大的讲堂，坐满了企业的员工，且不说有多少领导干部，光论年龄，他们每一个年纪都比我大许多，也是带过孩子的爹妈。

我倒也不怯场，意识到嘴角边上还有些刚刚吃饭带的油，赶紧擦了擦，整理好衣扣，于是便投入到讲课的状态里。

我把事先做好的小儿常见疾病与家庭防治方法的 PPT 展示出来，每讲到一个知识点，就联系起自己这些年在各地诊所亲自跟诊治疗过的病例，我对中医治疗儿科疾病充满了自信，但也从不夸大其词，一个多小时下来，分享了不少精彩的小儿病诊疗故事。

上完课之后，许多员工都想来找我看病，何师姐怕我太累

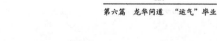
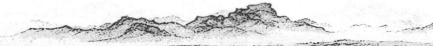

于是只限定了少数几个名额，看完之后，就带我参观了一下企业的造船施工现场。

这是我第一次与轮船亲密接触，每一艘船都像一座高大巍峨的建筑般宏伟，让人看了非常震撼。船舶的加工非常复杂，船里面每一个小的细节都需要精心加工，耗费上万个人工时。方圆几公顷的海域上都有正在建造的船只，何师姐指了指海上不远处一个不起眼的施工组说："杨老师，那个就是我们国家目前正秘密建造的一艘船，我们公司只是分工建造船尾部分。"

我知道何师姐说的这艘秘密建造的"船"是什么，朝她竖了个大拇指。也由衷地感到我们国家的繁荣昌盛和强大。

临走时何师姐向我提了个建议，因为她听江老师说起过我的求医经历，感到很离奇，但毕竟像她这样有工作有家庭的人，已经不能再到处拜师求学了，所以问我能不能在学校举办一些读书会活动，方便像她这样的中医爱好者能有个集体一起学习，我答应了。

回到学校后，我梳理了自己这几年来看过的书，觉得历代医家中，最工于文辞，且阐释医理最简洁易晓的莫过于黄元御了。在黄元御医书十一种之中，又属《四圣心源》法式最高，堪称黄氏一生学术思想的高度总结，黄氏企图用它的一气周流理论打通整个岐黄医理，并统摄诸家，是一本能让初学者迅速踏入医门的非常有价值的书，可以说，没有哪个现代人有如此之高的总结能力，这既需要对经典有相当深刻的研究，也要有超高的文字驾驭功底。

于是我把成立读书会的宗旨和黄氏学术思想大致跟何师姐汇报了一下，她果断表示愿意积极参加，并迅速促成了第一次黄氏学术思想读书会。

在一个秋高气爽的九月天，校园的空气里四处弥漫着桂花清香，梧桐叶随风飘落，丽娃河清澈澄明，图书馆面前的草坪上汇集了一批各行各业的中医爱好者，其中也不乏中医大的学生，大家都很欣喜在同一座城市能因为共同的志趣而认识，我想他们大概也像我这样，独自在中医自学的路途上走了很久。

在这次读书会上，我向大家分享了我对黄氏学术思想的一些心得体会。

我认为黄元御的一气周流理论是一种类似于六经理论的气化体系，并具体以《鼓胀根原》一节为例，指出书中所讲的"气不化水乃肺胃之不降"和"水不化气乃肝脾之不升"，这些并非脏腑概念意义，而是指整个人体升降收藏的一个气化过程。正是《内经》里讲的"出入废则神机化灭，升降息则气立孤危"。肺胃代表的是人体的一个收降的功能状态，类似六经里的阳明和厥阴，肝脾代表的是人体一种能量升发的过程，类似于六经里面的太阴和太阳。但两个理论体系又有差别，六经是开放的，能展示很多外感病在人体内层层恶化的过程。而圆运动是封闭的，它揭示了杂病在人体内所造成的自身循环系统故障。

接着我又引用《噎膈根原》和《反胃根原》两节中的话语：

"阴含阳则气升,升则化阳而司消腐,故脾以阴土而主磨""以阳含阴则性降,降则化阴而司受盛,故胃以阳土而主纳",这两句话向大家分享了我对于阴阳互根互用以及什么是"湿盛阳亏"的理解。

我认为,脾胃主运化,散布精血的这个过程既需要脾脏自身大量的膏油去运载(这在唐容川《中西医汇通医经精义》里有详细论述),也需要胃阳的鼓舞去蒸腾推动。

这一过程正是《素问·经脉别论》中讲的:"饮入于胃,游溢精气,上输于脾。脾气散精,上归于肺,通调水道,下输膀胱。水精四布,五经并行,合于四时五脏阴阳,揆度以为常也。"

所以湿的出现既包括胃阳的亏虚,也表示可有效利用的脾阴也不足,在施行温阳利湿之法的时候同样可以加一些能滋养脾阴的药物,因为没有阴,阳难以行,而不是像很多医生理解的那样"这个人湿气重,一点养阴的药都不能用,因为滋腻"。

阴阳之间始终是相互交媾而相互推动的,我认为黄氏是非常了悟阴阳真谛的人,他所揭示的阴阳变化规律都是不偏不倚的,虽然他经常讲阳旺的人少,阴盛的人多,因此需要多扶阳,但这只是他的临床统计,而不是说人体的生理规律也是阴盛阳衰。

许多朋友听了我的分享,表示对黄氏的书籍有了一个新的认识,之前听到很多网友非议,说黄氏过分尊崇扶阳,有失偏颇，其理论说来说去就是一个圆圈，又不善用药，不值一看，原来都是没有仔细领悟之故。

通过这样的读书活动，我认识了很多热爱中医的朋友，一类是像何师姐这样在企业工作的，他们后来长期关注我的学习生活，在我毕业时还经常问我需不需要经济资助继续游历学医，我从未收取过任何人的资助，但发自内心地感谢他们。

另一类就是中医大的学生，他们文化程度高，学习能力强，此后我一有什么研究计划，总会想到和他们一起分工合作。比如我们后来做了一个很有意义的事情，就是把伤寒论的所有症状做一个归类，然后把每个症状所涉及的条文都找在下面，做同一症状的六经鉴别，后续我们还会把《金匮要略》里面与之相同症状和涉及的条文也找过来，放到一起，横向对比每一个症状在不同方证下的差异，尽可能地吃透每个症状的病理生理含义。

还有一个朋友，我把她归到第三类，算是忘年交吧，此人对我今后的生活影响很大，就是我在前文里提到的那位贵人——龙华医院的彭医生。她后来通过筋膜松解术帮我把胸前疤痕消除，解决了困扰我十多年的胸闷症。当天读书会结束后，我们之间相互留下了联系方式，在此之前，我从没有接触过体制内的医生，我既无排斥的心理，也没有过分仰望，只是觉得传承方式不同，可能交流不一定会在同一个频道上吧。

但彭医生给我一种非常谦和的印象，首先他能来学校参加一个学生组办的中医读书会，我就已经很惊讶，完了还主动跟我打招呼，说愿意相互学习，我一下子被她的大度与涵养所折服。从此之后我们经常交流学医心得，成了无话不谈的忘年交，不仅是因为她的精益求精的医术，更是因为她谦逊朴实的人品，让我觉得可以学习交往终其一生。

碰巧那段时间我整日想着如何能多临床实践，总有一种跃跃欲试的冲动，一听彭医生在龙华医院坐诊，心想三甲医院的病人一定很多，如果去跟诊肯定能见到不少疑难杂症，对开阔自己的眼界很有帮助，于是就告诉了彭医生我的想法。

彭医生说她一般都是带研究生的，不过她也想看看一个来自民间且中医完全靠"自学成才"的人如何临床实践，就爽朗地答应了。

于是我们说好，每周五她在龙华医院坐专家门诊的时候，我就去跟诊，我大学还差的两个实习学分也因此有了着落。

第 二 十 二 节

杏林春风启后学

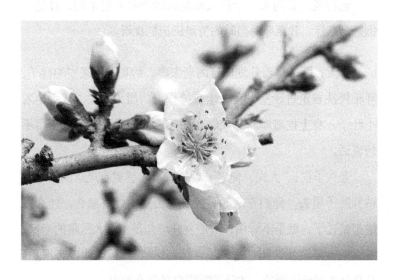

　　龙华医院是上海中医药大学的附属医院，全国最早建立的四大中医临床基地之一，也是上海市三级甲等医院，以中西医结合治疗肿瘤水平卓越获得业界高度认可，而且至今仍然有很多孟河医派的传人在此坚守阵营，可谓实力雄厚，名与实俱。

彭医生每周只有一次专家门诊，所以更是一号难求，来找她看病的人很多都是提前两三个月就预约好的。实在急切的病人，以三十多倍的高价从黄牛手中买号也是常有的事。

我穿着她送给我的白大褂，走在医院里，跟普通的医学实习生没什么两样。但内心仍旧有些战战兢兢，因为在我的印象中，大医院的规矩应该是挺多的，我得言行谨慎，不想到了这大雅之堂一不小心越了什么雷池。

记得我们看的第一个病人就是从徐州慕名赶来的，算是一例疑难杂症，我至今对当时的情景仍记忆犹新。

那天，两个操着外地口音的老夫妻，约莫五十来岁的样子，互相搀扶着走进诊室，女的坐在椅子上，眉头紧锁，双手捂着小肚子，身上披着厚厚的衣服，面部表情非常痛苦，难受得不想说话。

老头子说："大夫，俺老婆经常说冷，感觉有风从胸口这里钻到肚子里去。俺们在家的时候没少去庙里烧香磕头，什么办法都试过了，就是不管用，听朋友介绍您是上海大医院的专家，所以一大早就从徐州赶过来了，想请您给看看。"他口音很重，几乎是连说带比画的，才让我听明白是怎么回事。

这是什么病，我站在旁边犯嘀咕，天下之大真是无奇不有，彭医生也看了看我，似乎她也是头一次遇见这种怪状。

"那她从什么时候开始有这种症状的呢？"彭医生干脆也没摸脉，耐心地问诊起来。

"去年，已经有一年了。"老头子说道。

"当时发生了什么事吗？"

"也没有啊。"老头子不假思索地说。

"你再想想，在出现这种症状前，身体有没有遇到过什么状况。"彭医生转过头来直接问那个女人。

那个女的捂着肚子想了好一会儿，还是没想起什么，老伴儿在旁边都有些不耐烦了，彭医生继续鼓励道："没事儿，让她再想想。"

"我想起来了！"终于，那女的说道，"就是在那两个月前，我因为子宫肌瘤，医院让我开刀做了手术。当时并没有觉得哪里不舒服，事后两个月就出现这种现象了。您要是不问，我怎么会认为两件事有什么联系呢？"

"嗯，这两件事联系挺大的。"彭医生微笑着对病人说道，态度非常和蔼温柔，不像是医生，反而更像是亲人之间那般自然、亲切。然后抬头看了看站在身后的我，问道："你知道她感觉有风吹进胸下的这里是什么穴位吗？"

"胸下？"我想了想，"应该是足少阳胆经的日月穴吧？"

"不对，应该是足厥阴肝经之期门穴。"彭医生坚定地说。

"您凭什么这么肯定呢？"我感到有些纳闷，日月穴和期门穴其实就相差一个肋间隙，相隔这么近，非要鉴定患者胸下有风气入侵的部位是在哪个穴位上有这么重要吗？

"一定是期门穴！**足厥阴肝经之脉循股阴，入毛中，过阴器，抵小腹……上贯膈，布胁肋……其气散布于胸中。**她在子

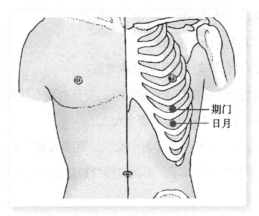

期门
日月

宫肌瘤实施手术切除后，应该是伤到了奇经冲、任、督脉之元气，进而影响到足厥阴肝经的气血流布，所以才会在肝经散布的期门穴附近感觉有风气内袭。"

说罢，彭医生带病人来到体检床上，在患者胸腹部循按，只听病人大叫一声，"痛！"隔着帘子，彭医生再次给我确认："没错，博文，就是在期门这个位置。"

啊，真是神了，一个从头到尾让我无从下手的疑难病，在彭医生这里只是从最基本的问诊出发，结合最基础的经脉学说，如同抽丝剥茧般就找到了疾病的来龙去脉，我有种预

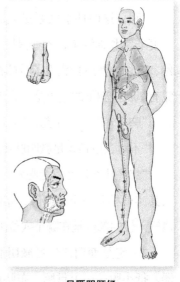

足厥阴肝经

跋山涉水寻中医

感，这次实习，一定会收获良多。

等病人起身穿好衣服后，彭医生这里已经处好方：

吴茱萸 10 克，麦冬 15 克，当归 15 克，芍药 20 克，川芎 10 克，党参 20 克，桂枝 20 克，阿胶 5 克（烊化冲服），牡丹皮 8 克，生姜 30 克，炙甘草 8 克，半夏 10 克。

我看了看方子，知道这是《伤寒论》名方温经汤，具有温经散寒、养血祛瘀之功效，主治冲任虚寒、瘀血阻滞证。但考虑到她做过手术，下元受损，于是问："要不要加点鹿角霜之类的血肉有情之品？"

彭医生看了看夫妻俩，只见他们穿着破旧，行囊外还挂着两个没吃完的包子，心想可能是一早从徐州赶过来的时候吃剩下的吧，于是又加了紫石英 15 克，没放鹿角霜。

夫妻俩也说道："医生，俺们家离上海远，您能多开两个月的药吗？"

"不用了，你们先开五天的回去吃，如果有效果在当地开也行，我给您留个我的手机号，回去吃药期间有什么状况随时和我沟通。"说完，彭医生还耐心地给他们介绍服药的注意事项。

等病人走后，我好奇地问道："彭老师，您是怎么对经络的运行这么熟悉的呀。刚刚这个病人如果不是您从风气入袭的部位发现蛛丝马迹，很难让人联想到这和肝气受伤有关。"

"这个呀，其实都是本科时学针推专业背的，我看书少，就背过《灵枢》有关经脉的文章，所以学多少就记多少，可能正是应验了那句话，**少则得，多则惑**吧。"

彭医生说话总是那么谦逊而一本正经，让我真正感觉有一种学者的涵养和才女的气质，同她交流时，能让我更容易照见自己身上的浮躁，懂得什么是脚踏实地。

一天，也是一个五十来岁的中老年妇女挂了彭医生的号，走进来时气虚乏力非常明显："大夫……我……我这个咳嗽……很多年了，咳的时候还遗尿。"

她一句话没说完，中间被自己的咳嗽声接连打断好几次。

"我记得你，你不是半年前来找过我吗，我上次给你开了药见你没回来复诊，以为你的病已经好了呢？"彭医生一眼认出来这是自己曾经看过的病人。

"没，没用，当时吃了一个礼拜觉得没效果，我，我又找了西医开药，可越咳越严重，实在没办法，我觉得还是只有依靠中医，所以又来找您了。"病人说着，自己也有点不好意思。

不过这类情况我也见多了，在倪老伯那里，很多病人都是被西医放弃以后才选择中医的。

"嗯，没关系，我再给您看看，一次没效，我们再想想办法。"彭医生似乎一点没把此事放在心里，一边宽慰着病人，一边开始给患者搭脉，她对每一个病人说话永远这么客客气气的，让人听了心里很舒服。

"咳嗽遗尿在《素问》中早有记载。肾咳不已，则膀胱受之，膀胱咳状，咳而遗溺。上次您给开的麦味地黄丸怎么会没效果呢？"我看到了患者病历卡上彭医生之前开的方子，觉得治疗这个人的咳嗽遗尿应该还是蛮对症的。

"问题出在脉上。"彭医生诊完脉后示意我也来把一把。

我把手往病人脉上一搭，发现浮取难觅，沉按弦滞而弱，不像是伏饮，说肾气亏虚，也不至于，于是又纳闷了，"这脉象还算平常，十个妇女，七个差不多都这样，怎么会病重到咳嗽遗尿的程度呢？"

"您跟您先生关系怎么样？"彭医生转而问道。

"不怎么样，二十多年就这样子，回到家他过他的，我过我的。"病人一听彭医生提及自己老公，明显有一种抵触情绪，只是装着很无所谓的样子罢了。

"那你平时爱生气吗？"

"不生气。"那女的平静地答道。

"不生气？"彭医生以一种反问的口气接着问。

"是的，我没力气生气，一发火乳房就痛。"病人这才说了实话。原来看似彬彬有礼，实际上是被压抑出来的"好脾气"。

"博文，你还记得《灵枢·本输》里讲过'**少阳属肾，肾上连肺，故将两脏，三焦者，中渎之府也，水道出焉，属膀胱，是孤之府也**'这句话吗？"彭医生似乎对患者的真正病机找到了端倪，于是问我。

"**您是说，她的遗尿是三焦气滞，郁而化火，下遗膀胱，盗启水道之门而造成的？**"我一下茅塞顿开，突然想到小柴胡汤证和四逆散证的许多或然证当中不都有咳这一项吗？

"是的，这都是她长期情绪抑郁造成的。你看给她开什么方好？”

“就以逍遥散为底，加些升提的药怎么样？”

“好，你来处方吧。”彭医生见我跟她思路一致，于是放心大胆地让我来为病人处方，第一次在大医院为人处方，我也中规中矩一回，为患者写下：

柴胡24克，当归9克，白芍9克，党参9克，五味子9克，半夏9克，陈皮9克，黄芩9克，升麻6克，黄芪30克，白术15克，茯苓12克。

趁我写方子的时候，彭医生还不忘殷勤开导病人，让患者多散散心，不要把心纠结在一处，一定要心情好了，吃药才有效果。

一周以后，病人再次复诊，带了很多礼物来感谢我们，说这次的药，只吃了三天就明显见效，吃完七天后基本不咳嗽了，而且诸如胸胁闷痛、口苦等很多症状原本没打算治的也一并痊愈。

彭医生并没有收下她的礼物，却仍旧不厌其烦地开导她，让她一定要保持好心情。

我看着彭医生耐心同病人交流的一幕幕场景，感到自己的内心也如沐春风般受到洗涤和感化。在这个医生道德素质普遍下滑、医患关系极其敏感的时代，尤其是在标准难以统一、鱼目混珠的中医界，还有着这样的好医生，始终坚持着自己做人的操守，以一种大医的风范，恪尽职守，践行医道，真是难得。

跋山涉水寻中医

"昌于此道无他长，但自少至老，耳目所及之病，无不静气微心，呼吸与会。始化我身为病身，负影只立，而呻吟愁毒，恍惚而来。既化我心为病心，苟见其生，实欲其可，而头骨脑髓，捐之不惜。傥病多委折，治少精详，早已内照，他病未痊，我身先瘁。"

这是喻嘉言《寓意草》中的一段话，也是彭医生经常背给我听的一句话，原意是："我对于医学并没有什么特殊的经验，但我碰到的病患，我都要静下心来，全神贯注地思考，甚至感觉自己的呼吸都和病人一样，感觉我的身体和病人的身体都化成了一体，我的心也似乎变成了患者的心，患者的那种孤独、无助，那种痛苦、呻吟，都仿佛来到了我的身上……"

我想这不就是当年爷爷翻山越岭赶往病家路上的那种心情吗？这不就是《医道》里许俊尽其一生追求的心医境界吗？大医精诚指的不正是这份精纯专一的心境吗？

我感到彭医生就像一阵杏林的春风，及时唤醒了我学医的那份初衷，使我的内心没有在社会上走得越久越混沌。

在期末交实习日记的时候，我足足写了三十页，把每一次去龙华医院的跟诊经历都记下来。最后，我还为彭医生谦逊的品格写了一篇题为《谦字几多重》的散文，表达对其为人的敬仰。

谦字儿多重

有一道，大足以守天下，中足以守国家，小足以守其身，谦之谓也。

——《易经》

谦者敬也，此所以子房卑躬拾鞋，再而赴约以夜，得以受书圯下老人，终成兵法，辅佐帝王，一代名相矣。

谦者礼也，此所以宋濂幼而嗜学，尝趋百里外，从乡先达执经叩问，俯身倾耳以请，卒获有所闻。

谦者诚也，此所以杨中立以师礼颢，设位哭寝门，程门立足积尺雪，德望日重，四方之士不远千里从之游。

谦字儿多重，纵观古今，凡能树内圣外王之业者，无不有民胞物与之量，而无谦下之心不可以成之矣。虚心竹有低头叶，傲骨梅无仰面花。谦者如从善之水，似愚却是智，故君子常虚其心志，恭其容貌，不以逸群之才加乎众人之上，视彼犹贤，自视犹不肖。故人皆愿告之不厌，诲之不倦。

以此修齐可以明哲，之于治平亦无难乎。

周公乃文王之子，武王之弟，成王之叔父，其于天下亦不贱矣。然尤一沐三捉发，一饭三吐哺，起以待士，犹恐失天下之贤人，仍戒伯禽曰："慎无以国骄人。"

德日新，万邦惟怀；志自满，九州乃离。

昔有齐威王战胜于朝廷之贤治，以其纳谏邹忌，无罪于面刺其过者，无罪于上书谏言者，无罪于谤议于朝市者，期年后，虽欲言，而无可进者。

若升高，必自下；若陟遐，必自迩。

是以玄德三顾频烦天下计，求贤之至诚易得两朝开济老臣心。及其帝也，仍不忘咨诹善道，察纳雅言。

盖国之所以治者，君明也。君所以明者，兼听也。人君通心兼听，则圣日广矣。明者治之基，谦者明之源。劳谦君子，万民服也。

秦有穆公，其取贤皆不产于秦，用之而并国十二，遂霸西戎；孝公用商鞅，移风易俗，民殷国富，百姓乐用；惠王用张仪，昭王得范雎，始皇不斥异客，终成千古一帝。正所谓泰山不让土壤故能成其大，河海不择细流故能就其深，王者不却众庶，故能名其德。以其虚怀若谷方能有容乃大。

江海所以为百谷王，以其善下也。

汉高祖常言："吾所以有天下者何？项氏之所以失天下者何？""夫运筹帷幄之中，决胜千里之外，吾不如子房；镇国家，抚百姓，给饷馈，不绝粮道，吾不如萧何；连百万之众，战必胜，攻必取，吾不如韩信。三者皆人杰，吾能用之，此吾所以取天下者也。项羽有一范增而不能用，此所以为我禽也"。群臣无不说服。

夫人有善鲜不自伐，有能者寡不自矜。伐则掩人，矜则陵人。掩人者人亦掩之，陵人者人亦陵之。惟弗矜，天下莫与之争能；惟弗伐，天下莫与之争功。

《象》曰：谦亨。天道下济而光明，地道卑而上行。天道亏盈而益谦，地道变盈而流谦，鬼神害盈而福谦，人道恶盈而好谦。谦尊而光，卑而不可逾，君子之终也。故《易》曰："有一道，大足以守天下，中足以守国家，小足以守其身，谦之谓也。"实乃吾华夏之文化精髓也！

杨博文

乙未年小雪于华东师大图书馆

一位三甲医院的主任医生，学术成果不计其数，名誉称号比比皆是，却能以一种极其谦虚的心态，同民间中医学子真诚交流，实在难能可贵。与彭医生的交往，不仅巩固了我临床实践的基本功，更让我重温了许多做人的基本道理，让我终身受益不尽。

往后的岁月里，我和彭医生一直保持联系，她后来把自己学到的筋膜松解术用于帮我治疗胸前疤痕导致的胸闷，效果显著。而我看书博杂，一看到有什么好书，就会向她推荐。在她眼里，我是她的忘年交，而在我眼里，她像一阵杏林春风，时刻启迪着我成长的心灵。

第二十三节
一纸运气出校门

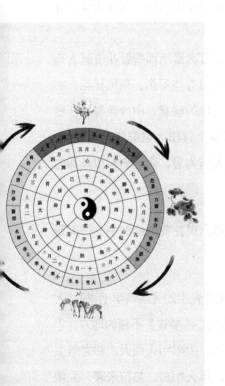

2015年冬，乙未岁六之气太阳寒水在泉，这一年南方显得格外寒冷，广州出现了百年一遇的降雪天气，上海也因其素来湿气太重，给人一种寒凝透骨的感觉，实在受不了这边的气候，一放寒假我就早早地回家了。

长期在外面奔走学习，很少回家过年的我，这一次突然发现父亲的头发白了一大半，精气神明显不如以前，人非常容易感冒咳嗽，腰腿胳膊肘也时常喊疼。父亲额头的皱纹，是岁月无情的风霜留下的一道道痕迹，而每一道痕迹，都与为我成长的付出有关。

我深感家庭的现状需要我早日成熟，能有所分担，可一想到漫长的求医路途和中医执业的混沌前景，无尽的愧疚在我的内心久久萦绕，那时我唯一想到能回报父母的就是用自己学到的医术为他们调理下身体。

春节前后，我为父亲开了很多滋肝补肾、养血柔筋的补益之品，一连吃了一个月，父亲说腰腿是明显感觉有力了，可关节的疼痛还没好全，我心想，估计是年老体衰，药微力缓，守方再调，应该会日久见功。

正当我准备加大剂量，让父亲再次服用那些温补滋腻之药时，春节刚过没几天，突然天气变得有些闷热，东风狂至，夹杂着明显的热流，远超往年春回大地的暖意。由冷而忽热，我一下子感冒鼻塞且流浓涕，父亲身上冒出大量鲜红的热疹子。来到医院抓药，没想到医院里也人满为患，全是流着浓鼻涕的大人和小孩。

我感到非常震惊，一个词突然出现在我的脑海中——天行疫气。

回到家中，我赶紧找来任应秋老先生的《运气学七讲》，大补了一下当年阅读《医宗金鉴·运气心法要诀》不懂的地方，才知道乙未已过，接下来就是丙申年，少阳相火司天，初之气主气为厥阴风木，客气为少阴君火，风火相加，热流来袭，大地普遍升温，风热型感冒比比皆是。

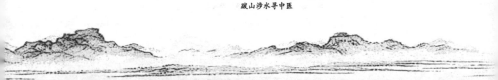

我为自己开了三天的桑菊饮，很快把感冒治好，并开始思考起父亲的病情。

经过一番反复思索，我恍然大悟，父亲素来嗜酒，体内湿热蕴集，之前其腰腿关节疼痛无力，正验证了《素问·生气通天论》里所言："**湿热不攘，大筋缒（音ruǎn，意为"收缩"）短，小筋弛长。缒短为拘，弛长为痿**"的论断，故而正确的调理办法应该是清热化湿为主，养血柔筋通络为辅。若一味施行温补滋养之品，就犯了《伤寒论》里所说"酒客家不喜甘"之大忌。

服用了一个多月的温热药，父亲其实已经有明显的脘腹胀满、饮食难进的情况，只是没有告诉我而已。春节刚过，风热之气来袭，唤醒人体气机之升发，体内的湿热之毒乘势欲透而不能，形成了热疹浸淫。

搞清楚病机的来龙去脉之后，我为父亲重新拟方，用四妙散合升降散，泄浊燥湿，轻宣伏热，及时地扭转了病情。

碰巧那段时间徐文兵也在网上呼吁，丙申年年初风热相煽，应尽量避免吃太多鸡肉在内的发物，否则容易引起内热和过敏反应。没过多久，大洋彼岸就传来新闻，美国小面积地暴发了牛瘟。其实即便不用五运六气学说，单纯以地理常识也能解释，春天季风来临，夹带暖流，增强了大地上的气体交换，许多冬天冻死在地下的动物，其腐烂的气体携带毒菌破土涌出，作为食草动物的牛类自然首当其冲。

为了进一步验证通过五运六气的预测，我迅速打电话给贵阳的倪老伯、上饶的谭老师、舟山的荆老师，询问他们诊所的

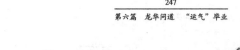

接诊情况。无一例外，那几天他们都接到了大量的风热型感冒患者。受我提醒，谭老师巧妙地把桑菊饮、麻杏石甘汤、柴葛解肌汤提前煮好打包冷藏，每天有病人来看病，第一时间就给他们服用，取得了相当好的疗效，冰柜里的汤剂也总能一售而空，经济利润也大幅上升。

丙申年少阳相火司天，主客气同为少阳相火，十几年难得一遇，具有典型的气候特征，通过自己的亲身经历，我感到了古人利用天人合一的思想，通过气候预测而预估疾病的理论具有超高的智慧和科学的前瞻性，大为叹服。

于是整个春节期间，我在家翻阅了从古至今很多五运六气的书籍，发现早在宋朝曾流传一句话：**不知五运六气，检遍方书何济？**宋徽宗在《圣济总录》中把五运六气的内容放在最前面，而且考试时也是理论考试的重点。宋朝时朝廷每年发布黄历，其中都注明当年是什么年，可能出现什么疾病，应注意什么方面，等等。

金元四大家都是发挥了五运六气而自成一家的，特别是刘河间，他突出了六气中的火。《素问·至真要大论》中的病机十九条中有九条都是火和热，他依照这个理论建立了诸火说，李东垣重视脾，朱丹溪长于滋阴，这些都与五运六气有关。可以这样说，没有五运六气就没有金元四大四家。

李梴在《医学入门》中还说道："医之道，运气而已。"由此可看出很多人非常重视五运六气。

同时司岁备药的思想也非常有意思，比如刚刚过去的乙未年冬季为太阳寒水在泉，那么寒性药，如大黄、黄芩等长得就非常好，质量也就好，可以重点储存，这也是道地药材的一个特性，而丙申年三之气极热，那么附子、半夏等热性药势必长得好，可以提前多种植。这种理论甚至可以指导中药饮片证券市场的资金流向。

一位叫李阳波的医家，通过任应秋老师的生辰获悉其五运六气禀赋，知道任老先天肺气不足，1989年初肺病发作，预测当年夏天火来克金之时可能会病危，一代医学教育家桃李满天下，誉满九州，可惜最后没能逃过运气之大势。

这个杏坛轶事引起我的关注，一个想法在我的大脑油然而生，能不能用五运六气学说对疾病的预测指导重大疾病保险，从而进行疾病分类，提高风险管控的主动性？

因为疾病的发生一直被认为是难以预测的，重大疾病保险对承保的疾病发病率也是没有任何规律可掌握。但医疗保险可按年承担，在同一个年度里，大量人群其发病的共性因素，只有气候。而揭示气候与疾病之间的关系，五运六气研究得最为透彻。

比如丙申年三之气相火重叠，心脏类疾病一定是高发，如果碰巧把所有跟心脑血管有关的疾病全部放在一张保单里，无疑赔付率会巨大。但若能把一个年份里高发的疾病和低发的疾病组合成一张保单，那么购买保险的众多患者其发病率高低不齐，无形中就对冲了保单的风险。

想到这，我搜索了一下知网，发现整个数据库迄今为止尚无一篇相同思想的相关论文，我感到自己的毕业论文有了方向，于是一鼓作气，利用两个月的时间写好了毕业离校所需的最后一张答卷——《浅谈中医运气学思想在重疾险相关疾病中的预测与运用》。我把论文引言摘录如下，提供给有兴趣的读者参考：

引言

（一）选题的背景和意义

自 2009 年医改以来，伴随着国家政策的鼓励和人们健康意识的增强，商业健康险以及其中的重大疾病保险，深受市场欢迎，发展迅速。但行业相关数据显示，由于风险管理缺乏专业人才，不仅导致重疾险赔付率高，且险种产品单一不能满足市场需求，盈利情况也不甚乐观。

对于以生命健康为承保标的的险种来讲，所有风险的衍生都围绕着人类疾病的偶发性和不可预测性为核心。所以笔者认为，准确预测投保人的健康状况和恰当组合一项保单中承保的数种疾病以达到风险的内部对冲是加强风控的突破口。

所幸笔者通过认真研究传统中华医学，发现中医五运六气学说，站在中国古代哲学"天人合一"的高度，认为人体疾病的生灭及发展吉凶均与气候之间存在不可分割的关系，且已在国家宏观卫生防疫中积极运用于重大疫情的监测，成果显著。

本文即尝试借助当代疾病预测学中 BP 人工神经网络系统，对传统中医运气学思想加以重新应用，达到指导重疾险分析疾病间发病规律，并利用这一规律合理设计保单，把发病率负相关的疾病组合在一起，达到风险在保单内部对冲的效果。

笔者认为，保险行业除了追求自身的市场利润外，其存在的社会意义和核心精神还在于，通过风险共担达到社会稳定器的作用。如果能将保险业与传统医学结合，既能推动其自身发展，又能通过良好的外部性效益响应国家"加强重大疾病防治，保障人民群众健康"的宏观战略。这也正是笔者渴望将传统医学与现代保险业结合的夙愿。

（二）全文内容安排

本文在对重疾险基本概念和独特风险进行阐述的基础上，引出中医五运六气对疾病预测的概念，并详细陈述如何将这一中医学技术运用到重疾险投保人的风险评估和保单设计中来的方法。结构安排如下：

第一章，通过回顾重疾险的定义、重大疾病经验发生率表的特征和经营状况，加以扼要分析，揭示重疾险风险核心在于疾病率的难以预测性。

第二章，简单介绍中医五运六气思想的测病原理、最新研究状况，以及与重疾险核心 6 病相关的中医运气学研究报告，并通过简单的量化方法推测 2016 年气候条件下风险较高的重疾险相关疾病。

......

第四章，简单介绍 BP 人工网络系统，给出用该系统预测重疾险具体某一种疾病发病情况的方法，并给出保单内疾病重组的风险内部对冲方法。

第五章，运用 SWOT 分析方法，谈谈将中医运气学运用于重疾险风险管控的优劣。

......

我原以为我的老师会因为看不懂此文，而让我颇费口舌去解释，结果论文答辩的过程极其顺利而喜剧。

答辩当天，我的三个可爱的女科任老师，一个迟到半小时，穿着拖鞋，手里还一边吃着早点，进门就问道："小杨，侬的论文查重过了哇？"

另一个老师跷着二郎腿，看着眼前的梳妆镜，头也没抬："小杨，总之呢，你哪些甲乙丙丁乱七八糟看起来像算命的东西，不要给我出现在论文里，就行了。"

最后一个老师，看了好久，扶了扶眼镜，是唯一给我感觉靠谱的人，她说道："小杨，那个神经网络的数据，抄的话不要把相关性的值域写反了啊，不然得到的就是矛盾的结论。"

我非常听话地一一点头答应了各位老师的要求，顺利地通过了毕业论文答辩，取得了毕业证和学位证书。从此这篇论文就埋藏在了我的电脑里，我也一直戏称，自己是凭一纸"运气"毕的业。

2015年8月19日，国务院总理李克强主持召开国务院常务会议，通过《关于促进大数据发展的行动纲要》，从国家大数据发展战略全局的高度，提出了我国大数据发展的顶层设计。时隔不到一年，人工智能的开发在军事、民用等社会的各个领域取得巨大的科研成果，中医阿尔法狗被广泛提出，部分国医大师还将自己的学术思想整理后用人工神经网络深度学习，开发出可以自主看病的机器人。

回想自己当初写下那篇论文的初衷，我也希望中国的保险行业能搭乘大数据时代高科技的东风，早日回归中医这艘保障华夏儿女健康的航母，在分担社会风险的道路上，做得更有效些。

第二十四节
高铁急救遇福星

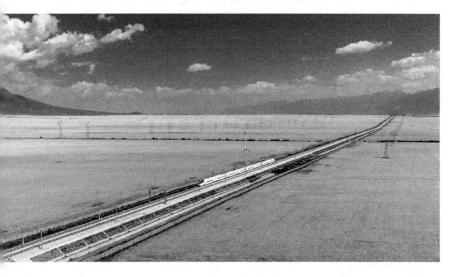

　　眼看着就要大学毕业，是找工作还是继续学医，其实我心里早有打算。

　　因为我很清楚，这几年虽然到处学习，大小疑难杂病也治疗过一些，但读的书基本都偏向于明清时期的医书，至于岐黄医道的核心经典《黄

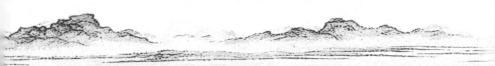

帝内经》《伤寒杂病论》等并没有反复看过几遍，只能说是积累了一点医家小技的经验之谈，对于医理大道仍旧是盲人摸象般一知半解，所以是时候从广学多闻静下来潜心钻研了，而父母也同意我继续在外面学习暂不找工作的打算。

既然论文答辩已通过，顺利毕业不是问题，在离校前找到一个适合自己看书的关房成为当务之急。

起初我拟定了几个预备选址，一个是湖北十堰任之堂的养心山庄，因为从《任之堂跟诊日记》中得知，来任之堂堂主余浩这里交流的各地学者很多，如果在他的山庄闭关既可以满足自己学习的需求，也能时常接触各地的民间高人，应该是一个不错的选择。

第二个是江苏常州的武进，中国近现代的名医里有一半出自江浙，而江浙的名医绝大多数都是孟河医派之后，我想如果能在孟河当地租一间民宿看书学习，也能沾沾那个地方人文地理的灵气。

还有一个是浙江杭州富阳区的延寿寺，这个寺庙里有一个上妙下缘师父，曾经慕名到过谭老师诊所学习董氏针灸，当时我也在尊生堂，妙缘师父就邀请过我到他的庙里参禅访问。他只比我大一岁，但已经是庙里的执事，能够掌管客房和斋堂的大小杂务，我预感，以后可能会到他的寺庙常住，因此时常与他保持着联系。

为了确定一个最佳的关房，我决定趁还未搬离学校之前，对这几个地方逐一作番考察。出于行程方便的考虑，由近及远，我打算先去杭州妙缘师父的那个庙子看一下。

上海到杭州只有一个小时不到的高铁车程，记得那天早晨，我只是简单地收拾了一下行李，习惯性地把一次性银针放在书包里，就上路了。

回想自己这么多年四处奔波，为了节省路费，一般都是坐普快，但很多时候连硬座也买不到，就只能木木地在火车上站十几个钟头。难得坐一次高铁，我看着车窗外的房屋和农田飞一般从耳旁掠过，一边感受着国家科技实力的日新月异，一边陷入了沉思。

在此之前，《中华人民共和国中医药法》草案一审已经通过，解决有关民间中医合法行医的问题有了定论，基本上已经是板上钉钉的事了，这让我对以中医谋职生存有了信心，加之平时给何师姐她们这样的企业讲课多少有些结余，也使得前方继续求医的道路有了经济保障。有人说，现在的大学生毕业就等于失业，好像说的就是我这样的人，不过我却觉得自己这次失业得非常从容、坚定。

正当我似睡非睡之间，突然被广播里一阵急促的声音惊醒，"各位旅客大家好，第六车厢有一名三岁的小乘客高烧不退，情况危急，急需救助，请列车内当医生的乘客能到第六车厢参与救助，请列车内当医生的乘客能到第六车厢参与救助，列车长张某代表全体列车员向您致谢！"

播音员的声音反复在车厢内回放，我仿佛能感受到为人父母那种急切的心情，并立刻意识到事态的严重，如果小孩子高烧不退出现惊厥的情况，那么很有可能会当场死亡，即便还有

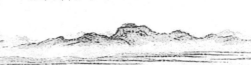

半小时就到了杭州，等再到了医院抢救过来，也有可能因脑神经受高热灼伤而留下终生后遗症。而这个问题我刚好在给江南重工的员工上课时提到过，凡遇此等重症，第一要务乃为热邪寻出路，耳尖放血，十宣放血，素髎放血，都是急救良方，万不可坐等汤药，延误病机，否则只会追悔莫及。

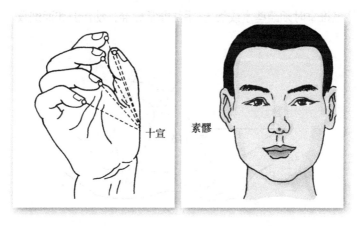

十宣　　素髎

我不敢再做多想，赶紧背起行囊就朝六号车厢走去。

一到了那边，车厢里挤满了人，不过在乘务员的维护下，还算秩序良好。

"麻烦让一下，我是医生。"我尽力挤开围观的人群，想走近孩子。

"谢谢您，先生，这边请。"乘务员听见有人自报是医生，客气地迎过来，不过看我一副书生意气，显然有点惊讶抑或失望，不过还是微笑着说："已经有医生在治疗了，您也过来看看吧。"

我早就习惯了这种惊讶的表情，从不把它当作一种打击，而看作是激励我有朝一日成为名副其实的老中医的助推剂。得知有人在治疗后，我往边上一站，心想，旁观学习也好。

　　只见一位四十来岁的中年男子，身穿浅蓝色衬衫，高挺的鼻梁上架着一副金边眼镜，头发乌黑浓密，留着一款八十年代知识分子的偏分，他正低着头，轻握住小孩的手，匀速地推天河水（一种小儿推拿手法，由手推至肘，善于清热，简捷易行，注意推拿时须蘸些水或油），手法非常标准，动作温和而细致。

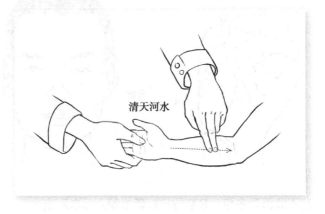

清天河水

　　那小孩原本目睛上吊，口噤手紧，四肢已经有些抽搐，经一番小儿推拿后，只不到十分钟，额头就开始出汗了。中年男子见状，又给小孩清了一下肝经和肺经，直到小孩的手不再抽动，眼珠逐渐下松，才松手摸了摸小孩的额头，感觉体温稍降，方停止，转头对孩子的父母说道："只要汗出透了，烧自会退却。"

　　孩子的父母听了，连忙感谢，不过还是不放心，又说道："大夫，还有一阵才到杭州，您就在这儿坐会儿好吗，我们怕孩子又出个什么状况。"

　　"好，应该的，我留下来。"男子客气地说道。这时我才望

清楚他的脸，好一副眉清目秀的样子，目光清澈，五官端正，俨然一派江南才子儒雅的风范。

"医生，您刚才给小孩退烧的办法叫什么呀，我们学西医的能学吗？"几个小姑娘也一直在旁边观看，见局势已经缓和，又表现出学生时代好奇的天赋，询问那位男子。听口气应该是还在西医院校读书的学生。

"这是小儿推拿，你们西医不相信经络气血，可学不会哟！"那位男子半开玩笑地说着。

几位年长的大妈也参与进来："小姑娘，还是学中医好啊。"现场气氛变得欢快祥和。

突然孩子的父母又紧张地喊道："医生，我们家宝宝身上又烫起来了！"

男子赶紧往孩子的额头一摸，不禁皱了皱眉头，感觉有些不妙。

我突然发现小孩仅仅只是头项以上和手心有一点汗，面色潮红，腹部隆起，蹬腿挥手，显得非常烦躁，我怀疑这孩子除了外感还有停食，于是凑过去跟那位男子说道："您摸摸他肚子看下。"

那位男子听我这么一说，若有所悟，忙掀开孩子的衣服，往肚子上一摸，显然是很烫的样子，于是问孩子的父母："你们上火车前给孩子喂了什么？"

"孩子昨晚就有些发烧，喂过西药后今早晨不想吃饭，我们上车前就喂了他一些牛奶。"夫妇俩相互望了望，不知道错在哪里。

"应该是停食了，以后孩子感冒不要喂牛奶。"说罢，青年男子又开始给小孩揉腹，并在手掌上运内八卦，我看见他用的是运水入土的手法。

又过了十分钟，小孩放了几个浊屁，裆部、腹部，逐步开始出汗，进而全身汗出，烧也彻底退下来了。

孩子的父母连忙称谢，周围的乘客一阵欢呼与鼓掌，我想情况应该稳定了，正准备离开。

"请等一下，小兄弟，你也是中医？"

我回头一看，是刚刚那位施救的医生，"你好，我还在学习，没证的。"我坦诚地说道。

"喔，你好，刚才谢谢你的提醒，你是怎么发现小孩子外感夹有停食的？"

"我是根据测汗法判断的。"

"测汗法？"男子似乎没有听说过，很想一问究竟，"你能跟我讲讲吗？我是杭州富阳区人民医院的医生，姓盛，很高兴认识你，小兄弟！"

"盛医生你好，我姓杨，字守真。"

自从上次听了荆老师"虚静为宝"的道理后，我给自己起了个外号叫杨守真，出门在外，都以这个名字和江湖人士打交道。

"幸会，幸会！"

"汗有正汗与邪汗之分，据以测病之汗，是指正汗。所谓正汗，标准有四：微微汗出，遍身皆见，持续不断，随汗出而热

减脉静，四者相关，缺一不可，此即正汗。所谓邪汗，恰与正汗相对，典型表现为：大汗或无汗，仅头部汗出而非遍身皆见，阵汗而非持续不断，汗出热不衰脉不静，或汗止又作寒热。"我大略讲了一下测汗法的意思。

"那你是怎么根据出汗判断这个小孩体内有停食的呢？"

"**测汗法可广泛适用于外感热病的各个阶段，邪入气分时，热与糟粕相结，阻于肠腑，气机不通，可灼热无汗或仅手足溅然汗出，这小孩刚开始仅头部有汗就是这样。**"

"喔，原来如此。"

"**通下之后，热结一开，气机畅达，阳可布，津可敷，反可见遍体津津汗出，此即正汗。**"

"您说得真好小兄弟，我行医二十年，并不知道有个测汗法，敢问你这个测汗法是从哪里学来的呀？"

没想到盛医生也有一种打破砂锅问到底的精神，想必也是对中医非常热爱之人。于是我也把自己看书的心得体会，津津乐道起来。

"测汗法，理论肇源于《伤寒论》。太阳中风本自汗出，然于桂枝汤将息法中，五次以汗出作为判断病情转归的唯一指征，经曰'不汗，后服小促其间，不汗，昼夜服之，又不汗，乃服到二三剂'云云。**孜孜以求者正汗也，只要此正汗出，标志营卫已然调和，纵有发热、头痛等症，必将随之而解，已不足虑。此即以汗测证，亦即测汗法。**"

"啊，《伤寒论》？实不相瞒，我正是从北京参加完经方论

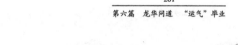

坛回来，这样的学习我每年都会参加，每次都以为学到很多东西回来，没想到一个桂枝汤还有这么多宝贵的经验不知道，真是惭愧啊！"

"经方论坛，是冯世纶他们主办的那个吗？"我一听盛医生刚从北京回来，也有几分兴奋，每年全国的经方论坛，讲课的都是国内外有名的经方大师，参与者也都是各地擅用经方的临床高手。我好奇地问道："去听讲座，一定能学到不少经验吧。"

"唉，经验都是别人的，我连续八年都去听，之前是在广州参加刘力红他们举办的，后来又去北京，这次听完打算不去了，人到了一定的年纪，**发现经典的东西只能靠自己反复研读，领悟，不能只停留在人云亦云的层面。**"

"是的，我也有同感！"我越发觉得和这个盛医生所见略同，于是谈起了自己潜心研读经典的打算。

"那你此次去杭州作什么？"盛医生问道。

"我想去富阳的延寿寺看看有没有房子住。"于是我把去妙缘师父那里的打算告诉了盛医生。

"哈哈哈，东山的延寿寺我经常去啊，我工作的富阳区人民医院就在山下不远处，我休假也常去这个寺庙看书的。真是百年修得同船渡，无缘不聚啊，看来老天是有意让我们认识！"

"真巧啊！"我也感到不可思议。

"你还去湖北和江苏干什么，直接来延寿寺，富阳的佛教协会张会长就是我的好朋友，你来富阳，党和人民政府都会支持的！正好双休日我们可以一起学习嘛。"

"应该是我向您学习才对，哈哈。"我感觉这盛医生真是风趣幽默。

临下车时，那几位学西医的小姑娘天真地听得入了神，见我们要走了，忙追问："盛医生，我们大学毕业了也来找您学中医可以吗？"

"可以啊"，盛医生风趣地说道，"你们毕业的时候，可以不借助抗生素、维生素、激素、生理盐水来给病人退烧了，就可以来找我学中医。"

"啊，这怎么可能……"

几个小姑娘显得很无奈，我在一旁听了觉得可笑，西医认为发烧就是下丘脑体温调节中枢出了故障，中医早在几千年前，于《黄帝内经》中就指出了几十种不同的发热情况。《热论》《评热论》《刺热论》《水热穴论》，光是这几篇文章里就因证制宜地给出了很多治疗热证的方法，让几个医学生不用"三素一水"去治疗热病，倒是有点难了。

火车很快就到了杭州东站，盛医生说他爱人已经开车到站外来接他，让我跟他一起去富阳，他亲自送我去东山延寿寺，我爽快地答应了，心想此次来杭州考察能如此碰巧遇见他，其中自有几分天意吧。

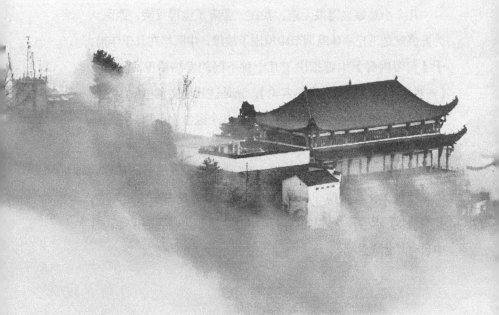

回归经典　闲关阅藏

第七篇

第二十五节

兰若闭关贵人助

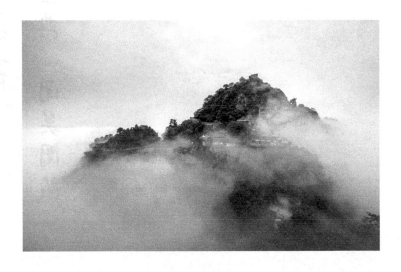

　　盛医生直接驱车把我送到坐落在东山半腰上的延寿寺，这里山势挺拔，可以望尽整座富阳城，一进山门，我就被寺院内极其葱郁的竹林所吸引，曲径通幽处，禅房花木深的清幽之气肃然而降，寸方寸土之间，几乎全荫蔽在竹海和高大的香樟

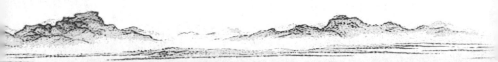

下面，四处游历的堪舆直觉告诉我，这座山蓄水应该非常丰富，夏天在这里学习，饮水煮饭和避暑取静肯定不是问题。

我先拜见了妙缘师父，毕竟来之前是跟他联系的。

佛教本身就是一个非常重视自我学习，不断精进提升的团体，打禅七，行般舟，结夏安居，闭关阅藏等克期求证的用功方法比比皆是，而妙缘师又是一位热爱中医的人，年纪轻轻，行脚遍及大江南北，一如佛印禅师喜爱文学，妙缘师所到之处，总会结交一些中医朋友。当年我在谭老师那里学习的时候，扎针手都还会抖，但他却非常欣赏我求医的志向和毅力，鼓励我一定要做一位普救众生的大医。

正是基于这样的缘分，妙缘师对我的到来表示非常欢迎，说可以给我选一间朝阳的房间方便看书学习，吃饭每日三餐只需交给寺院 15 块钱的斋饭费就行了。同时也建议我再去拜访一下佛教协会的张会长，因为张会长是这座寺院的建造者和实际掌管者，如果要在这里长住，还是得跟会长通报一下。

正当我跟妙缘师父聊得差不多了，盛医生打电话来，让我到山门殿旁的佛教协会办事处喝茶，说已经替我跟会长说明到这里闭关学习的来意，会长让我过去当面认识一下。

我一进佛协的大门，见厅堂前面正中，盛医生端坐一方，正屏气凝神，给对面坐着的另一个人把脉，此人约莫六十来岁的样子，身材宽厚，面形方正，呼吸匀称，目光柔和，虽面色略暗，但依然正气可彰，想必应该就是佛协的会长了。

"小杨，你来看看张会长的脉。"见我进来，盛医生招呼我也参与会诊。

"好的。"我也不推阻，虽说看病需四诊参合，切脉断病应位列最后，但这几年我四处访学，早已习惯了以脉会友的杏林风气，因为出门在外的人大家互不认识，光凭嘴说谁都会，功力真假往往指下见分晓。

"张会长您好，我是杨守真。"我先跟会长打了个招呼。

"好好好，我听盛医生说起你，没想到这么年轻有为，坐坐，先喝茶。"会长也客气地说道。

"不敢当，不敢当，我还在学习呢。"

我们寒暄客套了几句，感觉张会长并没有什么官腔，确实非常随和自在。然后我接过张会长的手，开始给他把脉。

其脉弦软带数，沉取乏力，只是中气有些虚弱，并不像什么病脉，我正有些纳闷，方察觉其呼吸虽匀称，但纳气不深，胸前有少许汗珠，结合其脉象，我意识到这是一个非常重要的症状，因为一个人如果身无大恙却呼吸短气而虚烦，那应该是瘥后复劳，即生病以后元气未完全恢复，又不善调养，劳心劳力，因此而出现的一种虚弱现象。

于是我直言："会长应该是病后初愈，又忙于工作操劳，因此有些气短虚热吧。"

"小杨，你真厉害啊！"张会长与盛医生相视一笑，朝我竖了个大拇指，连连叹道，"真是后生可畏，后生可畏！"

"会长正是半个月前因为工作过度，血压骤升，头痛欲裂，

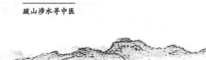

险些昏厥，情急之下我用镇肝息风汤给暂时稳住了病情。"盛医生在一旁解释道。

"盛医生医术精湛，可谓名门之后，家风常振啊。"会长给我们一边斟茶一边开始闲聊起来。

"噢，原来盛医生乃名门望族之后？"我好奇地问道。

"会长过奖了，不肖子孙，愧对先祖。"盛医生忙谦虚地推辞。

"盛医生是直隶第一清官盛鸿之后。"张会长知道我也是刚同盛医生认识，于是给我讲起这位富阳史上名人的故事。

原来，盛医生曾祖父一辈的胞兄盛鸿，字蕉亭，是清代浙江富阳县庆善里举人，历任直隶官职，生平为人秉性刚正，心直口快，居官清正廉洁，习劳耐苦，政绩卓著。

清穆宗同治十三年，盛鸿署任肥乡县知县，在肥乡任职期间，禁止栽种罂粟，当时的老百姓只看到罂粟的经济效益，不懂其真正的毒害，因此很不理解，为此盛鸿受到众人的非议。当年夏天，发生了蝗灾，盛鸿冒着处暑节气的高温，亲自在田地里捕捉蝗虫，率先百姓"掩捕"，"民遂感服"。

后盛鸿任职灵寿，该地劳役繁多，地瘠民贫，且多水旱灾情。他上任后，首先发动大家先制定"乡规民约"，兴修水利，奖励农垦，减免赋税，洁己爱民，被誉为"天下第一清廉"。且亲自接受百姓申冤的诉状，注释清圣祖圣训，每隔一段时间向吏民宣讲。闲暇之时，他常常一个人微服私访，走遍城乡各地，和父老闲谈，"问疾苦"，和老百姓如同家人父子一样亲密无间，民众每每忘记其为长官。光绪十二年，盛鸿调任广平府曲周县任知县。灵寿的老百姓"民攀留不得，乃走五百里致送匾额牌伞"，"叙德政甚详"。

盛鸿在任阳原知县时，因河事纠纷，与邻县知县"约期"，"会勘堤工"，盛鸿只是带领着一个老仆人，坐着民车先到了勘测的场所，不久邻县的知县也来了，阵仗摆得非常大，从车者数百人，喧闹一境，却不知道阳原县知县在哪里。等走进帐篷中，邻县知县看到一个老者，手持一个干瘪瘪的烧饼正在津津有味地嚼着，旁边只有一个车夫和一个仆人。邻县知县一询之，即"盛令也"，十分惭愧。

光绪十八年，是李鸿章七十岁大寿，"僚属上寿货币以千万计"，而盛鸿只是买了"蜡烛数斤"，"麦面一束"，携带着也去祝寿了。因为礼物轻拿不出手了，且县官的品级有点低，又不给守门人门包，为阍者（守门人之俗称）所呵，不予通报，拦在门外。

盛鸿在辕门外徘徊了好大一阵子，忽然看见"满洲大宗伯"锡珍，时任礼部尚书，代表朝廷也来给李鸿章祝寿。锡珍是盛鸿在景山官学所教授的学生，师生关系十分密切，乃呼嘱锡珍代为祝寿。史书载，"相国重以宗伯，命亟延进，列上宾"，李鸿章把盛鸿寿礼放在最显眼的位置，还一再地说，"礼轻人情重"，"盛令为直省官员的楷模"等，并称赞其为"**直隶第一清官**"，从此名闻远近。

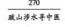

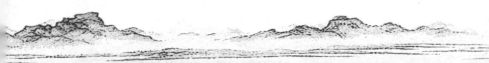

盛鸿担任官职达三十多年，但日子过得依然很紧张。他历年的薪俸养廉银等收入都分成三份，一份用来周济亲戚朋友同族乡党，一份"资远近善举"，再一份才归自己所有，但是日常开销都从这三分之一中来出，史载其"然日用饮食取于是"。等到告老还乡的时候，"囊已殆罄"，连全家人还乡都成问题了。万般无奈的情况下，他先让家眷乘舟南下回籍，自己则是肩上背着衣服被子等行李，"著双不借"，也就是说不凭借任何交通工具，徒步行走了三千多里回到家乡。背着行李卷回故乡的官员，在中国恐怕是唯一的一例。

　　回乡后，盛鸿怜悯富阳地瘠民贫，一些寒门士子无力应试。史载"适有洋涨江中新涨沙地"，被县里的豪绅勾结蠹役据为己有，争相出租获利，盛鸿认为这样实在不公，就召集本县的正直人士，到府衙去告状理论。知府判决，撤除衙役的职务，把这些地作为"一邑宾兴"，之后富阳的士子应试"遂踊跃日众"。盛鸿在原籍主持正义，扶助弱势群体，代表下层民众，做了不少好事。

　　他的事迹曾被编为歌谣，广为传唱，在《中国名人大辞典》《曲周县志》《富阳县志》《青县志》《肥乡县志》《广平府志》等多部志书中都有记载。

　　听完盛鸿的故事，我对眼前的这位盛医生肃然升起一股敬意，我感到他的眉宇间充满了一股与生俱来、刚正不阿的正气。我想，庭训和家风的传承，已在他的血脉里注入了许多祖上优秀的道德品质，这大概就是真正的贵族吧。

那天我和盛医生初次认识，在富阳佛协的客厅里却聊了许多，他对我极为友善。在其极力推荐下，张会长也明确表态我可以随时来延寿寺闭关，寺院的早晚课不用参加，扫地这样的杂务可以作为一种修行方式想做就做，基本就是一个免费给我提供食宿以资修行的模式。

我在寺院住了两天实际感受了一下，没想到这里生态环境极好，我所住的寮房窗外就是一片森林，野树林立，古木参天，经常有松鼠会在大树间游窜，如果房间窗户不关好，还会遭到这些"不速之客"的光顾。东山的水质又是整个富阳最好的，一到了傍晚就会有很多市民在山门外接山泉水，用这样的水烧饭煮水，甘甜可口。

对于闭关学习来讲，居住安静且饮食有保障就是一个不错的条件了，而富阳这里自然环境如此优雅，初来乍到又能受到本地人的接纳，临走时，我对这个闭关待选地址还是感到非常满意的。

两天后我回学校稍作休息整顿，心里还在犹豫要不要再去湖北十堰和江苏武进逛逛，毕竟学位证书还有一个月才发下来，不用急着退宿，就当去这两地旅游一次也无妨。

正当这时，我接到盛医生打来的电话，他说我走之后，又找了位会堪舆的朋友在寺院选了几间各方面气场都很协调的房间，所以就帮我打扫了一下，一间用来就寝，一间用于做书房。电风扇、热水壶、晾衣架、书桌、书架、拖鞋、洗漱用品都帮

跋山涉水寻中医

我买好，问我学习期间需要些什么书，他家里有的就给我带过来，没有的再给我买。

我在电话里听着盛医生的声音，感动得无以言表，我跟他说，我实在不好意思接受他这么大的帮助。盛医生说："你不容易，看到你现在，我就想起二十年前我刚从浙江中医大毕业的时候，如果那会儿我就能够像你这样静下心来钻研该有多好。行医二十几年，我对中医仍然迷茫。我帮你，其实也是帮我自己，你来富阳，以后我每周末都过来和你学习，那些乱七八糟的中医培训再也不去了。"

"好，我来富阳！"我实在不知道怎么感谢盛医生，一句"你不容易"，道尽了这些年我跋山涉水四处学的酸甜苦辣，大家都是性情中人，我断然做出选择在延寿寺闭关的决定，十堰和武进也不去了。

"我虽然比你年长将近二十岁，但在你身上看到许多自己年轻时候的影子，我们之间不必那么见外，你来富阳没有什么亲人，就把我当大哥吧。"盛医生语重心长地说道。

"嗯，好的。"盛医生以一种兄长的关怀在我心里激起一阵阵暖流，此后我便改口叫他亮哥（盛医生的名字里有个"亮"字）。

离校之前，我把一些行李提前往富阳一寄，办完离校手续后就径直来到东山延寿寺开始了新阶段的中医学习，一住就是半年，在这期间得到亮哥的许多帮助。我把他视作自己的福星，同他在一起，我很少说一些客套的感谢话，因为我知道，在亮哥的骨子里天生就有一种大丈夫大庇天下寒士俱欢颜的胸襟，而我，除了感动，剩下的就是瞻仰。

跋山涉水寻中医

第 二 十 六 节

富春山居也悠然

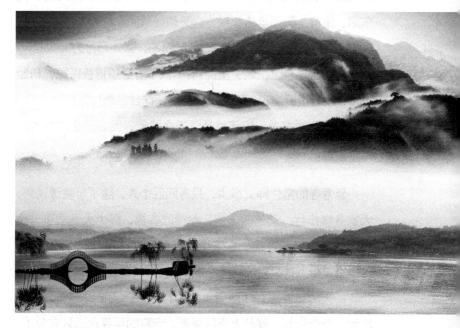

　　富阳区位于浙江省杭州市的西南角，古称富
春，我是住下来后才知道，这里就是三国时期东
吴大帝孙权的故里，也是现代文豪郁达夫的故乡，

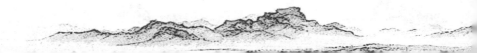

是中国造纸之乡，全国商品粮基地和重点产茶地区。二十多年前，母亲在杭州考察学习茶叶栽培技术的时候，也曾到过这里，那时候富阳还是个县。

我在延寿寺闭关，每天只看两本书，《黄帝内经》和《伤寒论》。

孙思邈在《大医习业》里说："凡欲为大医，必须谙《素问》《甲乙》《黄帝针经》、明堂流注、十二经脉、三部九候、五脏六腑、表里孔穴、本草药对、张仲景、王叔和、阮河南、范东阳、张苗、靳邵等诸部经方。又须妙解阴阳禄命，诸家相法，及灼龟五兆，《周易》《六壬》，并须精熟，如此乃得为大医。"

他又在《大医精诚》里提到："**故学者必须博极医源，精勤不倦，不得道听途说，而言医道已了，深自误哉！**"

我想这两本书，应该就是医道之源吧，而自己之前所看的诸多杂著，只能算是药王笔下所指的道听途说罢了。

延寿寺的常住师父很少，只有四五个人，除了早晚课以外，大家各自修行，念佛的念佛，参禅的参禅，很少大兴法事，也不大力提倡供养拜祭，在这个佛商两元文化激烈碰撞的时代，这里真说得上是少有的清修之地。

每天清晨五点，伴随着寺院的打板声，我准时起床，稍作洗漱，静坐片刻，就赶上寺院早斋。寺院的早餐永远只有包子、馒头和稀饭，但大厨师兄却会在粗茶淡饭中，变幻出很多适宜节气的丰富搭配，好像在告诉我们，修行需要放空六根对六尘的执着，但修行本身却不意味着古板和一成不变。

吃过早饭以后，我捎起一本《黄帝内经》便迎着朝阳朝东山顶上漫步走去。这里的植被极其浓密，空气含氧量非常丰富，走在林荫路中，我想起了小时候同爷爷一起行走在乡野的经历，还有千百年前药王孙思邈一个人骑虎进山、采药悬壶的场景，真有一种超世脱俗的陶醉感。

我每天顶多只读两篇内经原文，然后就用白云出岫朗诵的音频反复聆听，也会去反复思考其中的含义，**但不强做解释，只期待慢慢把全书熟读之后，自会有融会贯通的领悟。**

有时候妙缘师父也会和我一起去爬山，我们年龄相仿，时常会聊起各自的身世和成长经历。原来妙缘师父自小是个孤儿，伯父伯母在他很小的时候就把他送到了中国历史上的第一个寺庙——白马寺出家为僧。成年以后，他四处周游，住过的寺庙有一百多个，除了西藏，中国最北，最南，最东，凡是有佛法传播的地方，他都行脚去过。所以在他的意识里，此生就是为了了脱生死来的，身体就像住过的寺庙，只是一个躯壳，带不走也不能永远享用，生命还有一个恒常住，不变异的本我，才是需要去求证的。

我喜欢听他宣讲佛法，以一个放空四大、超越三界的视角去解读生命的轮回和人体的生老病死，在这样的大心境界下，我意识到离苦得乐和圆满幸福是一切人类学问的核心，临床医学如果不从人性伦理及时空整体的角度去对待生命，那么对个体的帮助将会甚微。

双休日亮哥一不上班就会来寺院看我，起初两个月，他担心我住寺院营养跟不上，所以一到了周末就带我去外面改善生活，富阳的面馆很多，我们每周换一家，吃了半年也没吃完。

晚饭后，亮哥还会邀上他一位精通周易的好朋友赵老师，带着我到富春江边的景点逛一逛。

"天下佳山水，古今推富春"，传说，当年英姿勃发的孙权就是在富春江上操练他的三千水师。泱泱江水，宛若明镜，清碧见底，两岸群山绵延，青翠秀丽，在支流胥溪注入处，有"子胥渡口""伍子胥别庙"等古迹。

我们沿着江边往东走，鹳山截江而立，岩壁突兀，因为其山势如临江俯立的鹳鸟故名。山上的松筠别墅，曾是郁曼陀奉养老母的地方，现已被辟为"郁曼陀、郁达夫烈士事迹陈列室"。双烈亭是 1980 年富阳县政府为纪念郁达夫、郁曼陀两位爱国志士修建的。春江第一楼是鹳山标志性建筑，被古人称之为"前楼如画俯山根"，楼前正中悬挂的"春江第一楼"匾额出自著名书法家沙孟海之手。

爬完鹳山归来，我们经常会坐在郁达夫公园外，选一棵高大的柳树，摆几张小凳子，望着滔滔江水，喝茶闲聊。

郁宅即为郁达夫故居，是这座公园的灵魂所在，坐北朝南，面江而立，石库墙门，二层楼房，白墙黑瓦，郁达夫和他的两个哥哥郁曼陀、郁养吾一门三杰均出生在此。故居内陈列了郁达夫烈士生前遗物，以及主人和鲁迅、郭沫若等好友交往的书画文稿。

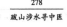

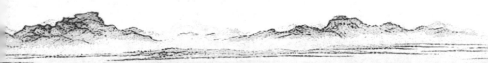

"自富阳至桐庐一百许里，奇山异水，天下独绝。"我率先想起吴均《与朱元思书》中描绘的富春江风景，坐在这样的地方品茶论道，不禁也想附庸一下古代文人墨客的风雅。

"鸢飞戾天者，望峰息心；经纶世务者，窥谷忘反。"赵老师马上接出此诗的后文。

"哈哈，小杨，赵老师曾经是小学教师，后来研究《周易》一发不可收拾，索性辞掉了工作，一心扑在传统文化的研究上，那些世俗名利、尘劳杂务是羁绊不了他的。"亮哥解释道。

好一句"望峰息心"，好一句"窥谷忘反"，怪不得赵老师如此出语不凡，我心中暗自感叹，东吴之地真是人杰地灵，人才辈出啊。

"小杨，你可知被称为'中国十大传世名画'之一的《富春山居图》描绘的即是我们富春江？"亮哥指了指江水问道。

"我这还是头一次听说呢。"我不好意思地摇摇头，确实觉得自己有些孤陋寡闻。

"那我来给你讲讲吧。"亮哥知道我刚到富阳，对周边的名胜不甚了解，于是详细地给我解说起来。

"据史料记载，此画出自元代著名书画家黄公望。黄氏自幼工书法，通音律，善诗词，少有大志，青年有为，但中年时期受人牵连入狱，饱尝磨难，年过五旬后看淡世态炎凉，隐居富春江畔，师法董源、巨然，潜心学习山水画。黄公把毕生的积蓄都投入到绘画创作中，他在领略江山钓滩之胜时，袖携纸笔，凡遇景物，辄即模记。呕心沥血，潜心观察，历时数载，终于在年过八旬时，完成了这幅堪称山水画最高境界的长卷《富春山居图》。"

"是的，此画笔墨淡雅，意境深远，神韵超逸，体备众法，脱化浑融，不落畦径。把浩渺连绵的江南山水表现得淋漓尽致，真可谓达到了山川浑厚、草木华滋的境界。"

赵老师也补充道："可惜，后来此画落到明末收藏家吴洪裕手中，吴极爱此画，在临死前下令将此焚烧殉葬，幸好被吴的侄子从火中抢救出，但此时画已被烧成一大一小两段。较长的后段称《无用师卷》，现藏台北故宫博物院；前段称《剩山图》，现收藏于浙江省博物馆。2011年在国务院前总理温家宝先生的决定下，终于在台湾台北故宫博物院得以破镜重圆，完整展出。"

我听得入了神，望着这旖旎的风光，如一首清新的诗，一幅淡雅的画，仿佛看到它在历史的长河中，包孕着中华民族灿烂的文化。

又是一个晴空万里的傍晚，微风徐徐，晚饭过后我们三人坐在老地方喝着茶。

正当闲聊间，亮哥接到一个电话打断了我们，看样子是有病人找。赵老师掐指一算，说："**申酉时乃一天中之秋季，金燥而克木，这会儿犯病，此人想必肝不好。**"

"啊，这也能算！"我大吃一惊，不过转念一想，子午流注，天人合一，时相医学，这应该也是中医可以做到的，于是半开玩笑地问，"那您能算算来的是个男的还是女的吗？"

赵老师又掐指算了算，说：**"这会儿日干属阳，阴不足则阳旺而阴病，应该是个女的。"**

"哈哈，真的假的？"我有点不敢相信。

亮哥笑着说："我已经让她过来了，此人是我的朋友，家就住附近，我们给她看看吧。"

五分钟以后，不远处走来一位身着米色正装，身材匀称，步态庄重的中老年妇女，亮哥老远就站起来招呼道："郁阿姨，这边。"

果真是个女的，我感到中国的周易真是太神了。

"盛医生啊，还是老毛病。"那女人走近以后，皱了皱眉头，表示很无奈的样子。

"郁阿姨，请坐，我今天特意请了这位贵州来的小名医给你看看。"亮哥开着玩笑说。

"喔，贵州来的啊，小伙子真年轻。"

这位郁阿姨微笑着看着我，态度温和，眼神里一点也没有怀疑的态度，话也不多，显得非常有涵养，我想应该是对盛医生很信任的缘故吧。

盛医生没有告诉我一点病证信息，而是让我先给她把脉，我知道这肯定又是个疑难杂症了，撇开病征的干扰，凭脉辨证往往是抽丝剥茧最好的办法。

自从认识荆老师以后，这些年我再也没有追求过仅通过把脉诊断身体里有几厘米肿瘤这样的想法，我只是按照老师的教诲，多去体会脉象整体与局部间的关联，从整体去把握一个人的气化升降，病机标本，渐渐地，也逐渐掌握了些自己的经验。

通过把脉我发现，这个郁阿姨尺肤发烫，左脉弦细偏数，尤其关寸两部沉弱而微，右脉弦直而硬，整体就是一个肝体不足，却肝气不能内敛，相火升发有余，元阴含藏不够的状态。且其皮肤发烫，可以想象三焦油网之间，伏热积聚，虚热弥漫。

"您便秘，或者夜晚盗汗潮热吗？"我问。

"有的。"郁阿姨答道。

"心慌心悸呢？"

"也有。"

"您要注意少焦躁动怒，不然很容易虚火上炎，或者乳腺增生疼痛啊！"

"都被你说中了，盛医生，您这个朋友可真是年轻有为啊！"郁阿姨亲切地握着我的手，微笑着说道，"我有乳腺增生，年轻的时候就做过手术，这两天牙痛得不行，而且晚上睡觉总觉得心慌，容易惊醒。"

"小杨来自贵州，从小跟爷爷学中医，对医学的领悟很深，很难得的。干脆这次让他给您处方好了。"盛医生也在郁阿姨面前称赞我，本意是想让她对我的医术更加放心，不过也让我觉得蛮不好意思的。

"行，行，你们都是年轻有为的好医生，我相信的，相信的。"郁阿姨满口答应道，并掏出随身携带的笔和纸，请我为其

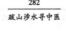

书方。

我思考了一下，认为其脉弦而细者，乃肝之阴血不足，肝体虚也。同时弦主气滞不畅，弦而无力，乃肝阳、肝气不足，故肝用不及，肝中相火郁而不敷，于是横行四窜，气有余便是火，津液运行不利而消渴，厥气上逆而气上撞心、胸痛、齿痛，相火郁而化热则盗汗心烦，冲郁不寐。于是我想到用乌梅丸补肝用，益肝体，寒热并用，调其阴阳，并加白芍、丹参，补肝之体，阴足而阳有所归。于是我提笔处方如下：

乌梅30g，炮附子5g，干姜5g，桂枝9g，细辛5g，川椒5g，当归15g，党参12g，黄连9g，黄柏5g，白芍30g，川楝子9g，丹参15克。

亮哥看出我用的方，于是问道："我之前用了很多清热泻火、润肠通下的药给郁阿姨，还是降不住她这个虚火。乌梅丸乃偶方之制，寒热并用，相反相成，诚有制之师，制乃化，但此类方剂较难掌握，不像奇方好用，小杨，你是怎么想到用此方的呢？"

我谈了我的理解，我认为肝乃体阴用阳之脏器，内藏相火，若体不足而气戾横行，就会形成诸多寒热错杂之证。

"但肝病可出现的症状很多，如两胁胀痛、胸闷、少腹痛、腿痛、心绞痛、寒热错杂、精神不振、懈怠无力、转筋、痉挛、头痛、吐利、胃脘痛、经行腹痛等等，乌梅丸的组方又相当复杂，药物加减变换你是怎么把握的呢？"亮哥接着问。

"凭脉辨证"，我说道，"对乌梅丸应用，如果脉弦不任重按

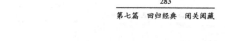

或弦而无力则为阳气不足，可适当增加附子、细辛、党参、桂枝的量；如果肝脉细软，则可知肝体不足，可适当增加乌梅、当归之量。"

"有道理，有道理。"亮哥连连点头。

"相反相成，阴阳两兼，散敛并用，难怪你们医家后世尊仲景为医圣，方药之祖。欲达辨证论治的高层境界，舍仲景别无他求，真乃高人也！"赵老师在一旁感慨道。

郁阿姨因为牙痛得厉害，听我们辩论了一会儿医理，于是提出想先去抓中药，起身道别时还再三感谢，说这次的药想必一定能见效，让我们有空去家里喝茶。

望着她离开的背影，亮哥笑眯眯地问我："你知道这个郁阿姨是谁吗？"

我摇摇头，哪里猜得出来。

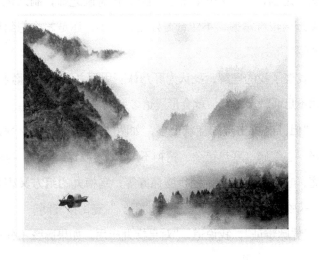

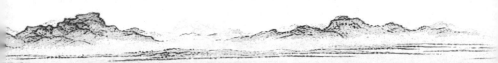

"她是郁达夫的亲孙女，郁诗。"赵老师帮忙答道。

"怪不得郁阿姨一把年纪还气质不凡，十分有涵养的样子，原来也是名门之后啊。"我既有些意外，又有些习以为常，深感江浙之地，文化底蕴深厚，历代名人多出于此，其后人在这自然随处可罗。

初秋时节的富春江，两岸云山烟树，沙汀村舍，峰峦叠翠，松石挺拔，秀丽而迷人。那段时间的我，没有生存的压力，没有学业的烦恼，完全沉浸于对经典的钻研，随心所欲而学，静待着水到渠成的那份"悟"，好不悠哉。

第 二 十 七 节

竹林论道研伤寒

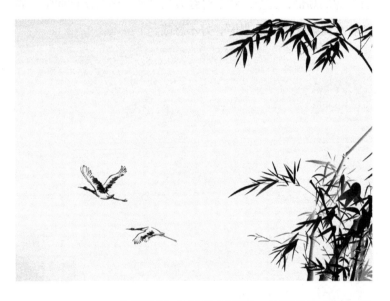

　　富春江边有很多中医馆，外观设计古朴，里面装饰优雅，形成江滨一道别致的风景线。有阵子，一到周末亮哥就带着我轮番去各个医馆排队观摩里面的医生坐诊。

这些名医馆里的医生，大部分是馆主去各地民间挖掘过来的高人，他们有的擅长脉诊，有的活用针刀，有的凭验方一张专治一病，都有一技之长在手，疗效在当地非常显著，到了杭州这样的大城市自然很快就立定脚跟。

我和亮哥起初很想跟这些人交个朋友，同是杏林中人，大家可以相互切磋学医心得，取长补短共同进步嘛。但无一例外都遭到了拒绝，理由很简单，这些人来大城市只是想以一技之长混口饭吃，临床所积累的一些经验并没有把他们引入对医理的系统性研究，而且他们也从没有过这样的兴趣。

于是亮哥决定，索性以后不再拜访什么名医，双休日就在寺院和我共同研究《伤寒论》。我原本来富阳闭关的初衷就是一心啃读经典，周末出游实属可有可无之事，难得亮哥也下定决心要共同研究，我自然是拍手称快，求之不得。

我们认为，以经注经是学习《伤寒论》最好的方法。因为既然张仲景在《伤寒论·序》中说自己是"勤求古训，博采众方，撰用《素问》《九卷》《八十一难》《阴阳大论》《胎胪药录》，并《平脉辨证》，为《伤寒杂病论》，合十六卷"。那对于此书的理解就应该用这些撰用过的经典去旁参才对，何必舍近求远，去看从古到今几百家的注解，绕来绕去呢。

例如，伤寒论以六经为纲统摄人体诸病，但六经到底是什么东西，自古以来莫衷一是。张锡纯在《医学衷中参西录·伤寒论讲义里》有"六经但言足经，即已赅括手经"云云，无形当中已经把六经的概念局限在了经络分布里，这代表了历代很大一部分医家的看法。但用经络学说来解释六经辨证会出现很多与经络循行不一致的矛盾。等到近代恽铁樵、张山雷等中西汇通学派崛起时，则干脆认为，内经里提出的经络和伤寒论所提出的六经概念，根本不是现实存在，只是疾病发生过程中，一系列病理反应的集合，这些病理反应刚好出现在了一条线上，那么就把它命名为某经之病。现代经方大师胡希恕老先生，折中了一下，他说伤寒六经和内经的脏腑经络以及气化六经是两个不同的体系，各不相干，各不矛盾。又有人想从五运六气的角度去解释六经，逐渐脱离人体生理病理基础，越讲越玄……

我很少看现代人的书，对他们的理论并没有好好研究，所以不敢妄加评论，但我认为如果以经注经，用《黄帝内经》的基础理论去认识伤寒六经，反而不那么难理解。

其实在《素问·阴阳离合论》《灵枢·根结》和《甲乙经·经脉根结》都有提到过"**太阳为开，阳明为阖，少阳为枢；太阴为开，厥阴为阖，少阴为枢**"。

如果把敷布阳气谓之开，受持阳气谓之阖，转输阳气谓之枢；敷布元阴谓之开，受纳阴气谓之阖，转输阴气谓之枢，那么可以把六经理解为人体多个脏腑功能的协同作用下，气血精液蒸腾气化而达到的几种和谐状态，为了保持人体气化功能的这种稳态，其实是需要整个人体的所有循环系统同时参与的。

太阳号称"六经之藩篱"，为三阳之表，气化主上行外达，敷布阳气于外；肺主宣发敷布精微，脾为胃行其津液，运化转输精微，则津液的布达均为太阴所司，故太阳、太阴主开。

胃与大肠气化均主内行下达，心包为神明之守护，肝藏阴血，故阳明、厥阴主阖。

少阳能使阳气出于表里之间，调节内外阳气之盛衰，枢转表里之气；少阴心肾为水火之脏，心主血脉外达，肾主水主纳气，水火上下交通互济，故少阳、少阴主枢。

三阳的开阖枢分别与三阴的开阖枢为阴阳表里关系。太阳、太阴皆属"开"，太阳偏重布气，太阴则侧重运化水液；阳明、厥阴皆属"阖"，阳明主受纳通降，厥阴司阴血潜藏；少阳、少阴皆属"枢"，少阳偏于枢气，少阴偏于枢血，它们在功能上协调呼应，一方发生失常时易导致向另一方的传变，互为病理因果关系。

六经一定是以人体脏腑经络为物质基础的，但它呈现出来的是一种整体的气化功能状态。因此《伤寒论》里的六经病实际上也是一种气化功能障碍病。气化功能失调可以导致多个脏腑功能紊乱，所以六经病的提纲都含有许多症状，当然也就包括了跟六经同名的经络和脏腑的症状，也包括不与其同名的经络和脏腑的症状。

如太阳、太阴的关系不仅体现在气与水液的关系，而且肺司卫气主皮毛，太阳主表，在功能上具有协同性；在病机上可相互传变，太阳受邪会导致水液输布异常，如风水泛滥型水肿；水液输布异常亦会阻碍太阳经气的运行，如《伤寒论》28条之"头项强痛，翕翕发热"，其原因在于气化不利、水邪内停。

这么去理解六经，我想就不会陷入很多纯理论的自相矛盾之中。

当然，整本《伤寒论》都是在讲如何通过辨脉与证从而给予最准确的治疗，真正吃透脉、证的含义才是学习《伤寒论》的核心。前后对比，以仲景之文，解仲景之意，仍然是我们学习的有效方法。

一次，我们突然发现，《伤寒论》里有关小便不利的条文很多，大概有30多条，但真正作为主证而予方治疗的只有猪苓汤证和五苓散证，其余只是作为兼证出现。这引起了我们的重视，因为一个证如果六经病皆见，那么只有吃透它背后的病理病机，才能在临床上起到参考意义。

于是我和亮哥分别行动，他负责把对六经病有关小便不利的条文做一个梳理，从而达到横向比较，而我则从内经寻找解释小便代谢的病理生理机制。

亮哥做了一个很好的归纳：

如太阳篇第20条：太阳病发汗，遂漏不止，其人恶风，小便难，四肢微急，难以屈伸者，桂枝加附子汤主之。

上文总结其小便不利之证，乃一面因阳虚不能化气，一面因津液受伤化源不足所致。

第28条：服桂枝汤，或下之，仍头项强痛，翕翕发热，无汗，心下满，微痛，小便不利者，桂枝去桂加茯苓白术汤主之。

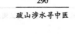

上文总结其小便不利乃因脾阳不运，运化失职，水饮内停，故用解表兼以健脾利水之法治之，以桂枝去桂加茯苓白术汤。

第40条：**伤寒表不解，心下有水气，干呕，发热而咳，或渴，或利，或噎，或小便不利，少腹满，或喘者，小青龙汤主之。**

上文总结其小便不利乃或然证，是水饮蓄于下焦，气化不行所致，必见少腹满。宜外散寒邪，内蠲水饮。

第71条：**太阳病发汗后，大汗出胃中干，烦躁不得眠，欲得饮水者，少少与饮之，令胃气和则愈。若脉浮，小便不利，微热消渴者，五苓散主之。**

上文总结此处之小便不利乃表邪不解，随经入腑，影响膀胱气化，邪与水互结于下焦而形成蓄水证。必有烦渴、不安、表寒之证，少腹满而小便不利。治当以五苓散化气行水，兼以解表。

而阳明篇第195、197、199、200条之小便不利乃由于阳明病误治后邪热入里，脾不能运湿，邪热与湿相合，湿热阻滞三焦气机而发黄、小便不利。治宜利小便，使邪从小便而除，退黄逐热，用茵陈蒿汤。

对于后面少阳、太阴、少阴、厥阴各篇中有关小便不利的条文，亮哥也都有梳理。

我则从《内经》中找到小便代谢的相关原理。

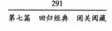
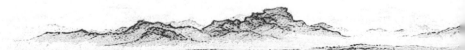

在《素问·灵兰秘典论》里讲"**膀胱者，州都之官，津液藏焉，气化则能出矣**"。小便储藏于膀胱，要达到"出"的目的有赖气化，然而这"气化"却不仅仅指膀胱的气化功能。

《素问·经脉别论》说："**饮入于胃，游溢精气，上输于脾，脾气散精，上归于肺，通调水道，下输膀胱……**"

从上文可以看到，膀胱中的津液其实也是来自饮食水谷，且需要依赖太阴脾土敷布升发之功能，帮它"翻"过一座山头，由云变雨，再随肺气洒陈下注。如果肺气失宣，脾气失运，津液是不会"出"的。

膀胱的不利或不约，既关乎太阳膀胱经腑的气机状态，也关乎太阴肺经腑的气机功能。当然也受到三焦通道是否通畅，肝主疏泄是否正常等诸多因素的影响。

《伤寒论·辨太阳病脉证并治篇》第40条"**伤寒表不解，心下有水气，干呕，发热而咳，或渴，或利，或噎，或小便不利，少腹满，或喘者，小青龙汤主之**"。

上文意即可用小青龙汤提壶揭盖，启上闸，化肺气，宣上即利下。

《金匮要略·肺痿肺痈咳嗽上气病脉证治》中"**肺痿，吐涎沫而不咳者，其人不渴，必遗尿，小便数。所以然者，以上虚不能制下故也。此为肺中冷，必眩，多涎唾，甘草干姜汤以温之**"。

上文所述是小便不利的反面，意在温上也能制下。

通过横向对比，用大论前后原文对每一个症状加以鉴别；纵向深入，从内经原文中寻找病证背后的生理原理，我和亮哥把伤寒论的所有症状都梳理了一遍，基本达到了一个较为熟悉的程度。

还有就是对于伤寒脉法的把握。

医圣把大、浮、数、动、滑五脉，比之平脉有余，名为阳脉。沉、涩、弱、弦、微五脉，比之平脉不足，故名为阴脉。但却从不讲什么脉主什么病，因为脉象只有结合病证才有意义，同一种脉在大论中不同的条文里都有出现，结合彼时的病情，含义都不同。

如有关脉促的条文：

第21条：太阳病下之后，脉促胸满者，桂枝去芍药汤主之。
这里的促脉所表示的是一种胸阳受挫，宗气不振，心脉失和的情景，脉促反映人体心阳欲振而不能，并伴随胸满闷，桂枝汤里和营缓血的芍药也去掉了。

第34条：太阳病桂枝证，医反下之，利遂不止。脉促者，表未解也，喘而汗出者，葛根黄芩黄连汤主之。
这里的脉促表示表邪经误下后内陷因而下利不止，但人体自身的正气尚足，在这种病理条件下的选择仍然是奋力外抗，喘而汗出就是证明，热邪郁冲，故而喘，热欲外透，故汗出。

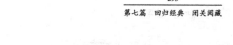

因此从这里的促脉，应当看出人体自身机能渴望透邪外散的局面，表证仍正，用葛苓连汤清少阳之热邪，升阳明之津液，下利治好后，仍可以从太阳来治。

第140条：太阳病下之，其脉促不结胸者，**此为欲解也；脉浮者必结胸，脉紧者必咽痛；脉弦者必两胁拘急；脉细数者头痛未止，脉沉紧者必欲呕，脉沉滑者协热利；脉浮滑者必下血。**

这里的脉促，不伴随任何不良症状，说明正气不虚，是一种代偿性的生理反应，过一会儿就好了，不需要治疗。

第349条：**伤寒脉促，手足厥逆，可灸之。**

手足厥逆但脉不沉细而迟，反而促，这说明人体的阳气应该是内郁不能外达。

又如有关脉涩的条文：

第48条：**设面色缘缘正赤者，阳气怫郁在表，当解之熏之。若发汗不彻，不足言，阳气怫郁不得越，当汗不汗，其人躁烦，不知痛处，乍在腹中，乍在四肢，按之不可得，其人短气但坐，以汗出不彻故也，更发汗则愈。何以知汗出不彻？以脉涩故知也。**

这里以脉涩表示阳气怫郁，所以身痒是由发汗不畅所致，可以再以发汗调和营卫。

第100条：**伤寒，阳脉涩阴脉弦，法当腹中急痛，先与小**

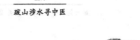

建中汤，不差者，小柴胡汤主之。

这里的阴脉弦，说明里寒，阳脉涩说明血痹于体表之腹膜，所以用小建中汤温中和营；但脉浮取而涩，沉取而弦，也有可能是中焦气虚，导致三焦气滞，木土不和，从而腹痛，所以小建中汤服用后不行，可再用小柴胡汤，从少阳的角度切入治疗。

第174条：伤寒八九日，风湿相搏，身体疼烦不能自转侧，不呕不渴，脉浮虚而涩者，桂枝附子汤主之，若其人大便硬小便自利者，去桂加白术汤主之。

这里的脉涩是与浮虚脉结合出现的，且身体疼痛不能转侧，显然对应的应该是风湿痹阻经络关节的病机。

第212条：伤寒，若吐若下后，不解，不大便五六日，上至十余日，日晡所发潮热，不恶寒，独语如见鬼状。若剧者，发则不识人，循衣摸床，惕而不安，微喘直视，脉弦者生，涩者死，微者，但发热谵语者，大承气汤主之。若一服利，则止后服。

仲景在这句条文里，要告诉我们，脉涩出现在阳明证神昏谵语的情况下，就已经无力回天了，因为脉弦说明肠有燥屎，但脉管里至少血液充盈，津液不亏，正气不弱，可急下存阴，邪去正安。但脉涩，说明阳明里热已经津伤到脉管瘪涩的程度，阴伤而阳失生化之源，即便是急下，无阴可存，反而更伤正气。

第247条：趺阳脉浮而涩，浮则胃气强，涩则小便数。浮

涩相抟，大便则硬，其脾为约。麻子仁丸主之。

趺阳脉浮而涩为什么会小便数呢？因为脾主运化，散布津液，为胃热所约束，不能濡润肠道，津液就热盛而偏泄于膀胱。所以这里的脉涩与趺阳脉之浮，传递的是脾胃之间因热盛而津液分布失调的情况。

……

通过这种前后文相互对照鉴别学习的方法，既能较为真实地吃准仲景本意，也让我和亮哥对《伤寒论》啃得比较熟悉。我们发现，脉象所要传递的是人体正气之盛衰和邪气之进退，结合病症病机与病情进展去理解，可以说仲景脉法非常朴实，一点也不玄乎。

那段时间，我和亮哥几乎每两天都要过一遍《伤寒论》原文，一句一句读，然后各自阐发对经文的理解，有不一致的地方就会仔细讨论，不能想当然地敷衍，只能从《伤寒论》原文其他地方找佐证，或者《内经》中寻找答案。

几个月下来，我和亮哥对经方以及经方的脉证治诸要算是摸得比较熟悉了，勉强称得上是入了岐黄医道的大门吧。

第二十八节
归去来兮回家路

　　"施主一粒米，大如须弥山"。为了感恩在延寿寺闭关得到的诸多护持，我也经常给庙里的"老菩萨"调理身体。

　　寺院的财务张阿姨是个退休的老奶奶，她因患有严重的脊椎病来找我治疗。

　　我给她把脉的感觉是细弦而边硬，应该是椎

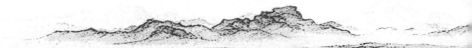

体变形压迫到了督脉，气行受阻，不通则痛。于是我用桂枝加瓜蒌汤加减给她服用一周，但见效甚微，因此提议开些蜈蚣用于止痉。

张阿姨虔诚信佛，一听我要用动物类药，赶紧说道："阿弥陀佛，阿弥陀佛，如果要让我杀生来治病，我干脆不治了。"

迫于这种情况，我开始思索如何用外治疗法获取捷径。

我想，痉者，筋病也。筋脉的柔和，须阳气的温煦，阴血的濡润，二者缺一不可。造成阳气不得温、阴血不得濡的原因，不外寒、湿与瘀血阻于经脉，于是筋脉失养而拘急为痉。而倪老伯曾经给我说过，马钱子可以强烈刺激肌肉膶动，川乌、草乌可以温经镇痛而祛寒，如果再加一些活血通瘀之品，外敷于大椎穴，肯定会有效果。

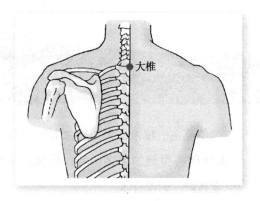

起初我认为，外治疗法只要遵循中医辨证论治的指导，内服改用外敷就行了。但真正当我开始给张阿姨治疗时，才发现这里面处处充满了学问，而且经验积累也相当重要。比如能够

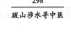

活血祛瘀的药很多，川芎、赤芍、红花、益母草、鹿衔草、桃仁，到底选哪种好呢？

如果要做成药饼，必须考虑药物的质地，川芎、赤芍，质硬而纤粗，很难捣烂，难以和其他药物调和，所以不用；成本也是考虑的因素之一，红花较贵，所以也不考虑；而益母草这样的能通经利水之品，明显是走血分之清稀者，根本不会对椎体的深部郁滞之经络起到任何作用；桃仁善攻血癥之有形而往下走，用于腰痛还不错，用于颈椎似乎在位置上也不是最佳选择。

通过从药物的功效、质地、价格等多方面反复对比，最后我发现，威灵仙善治骨鲠而辛窜有力，可引诸药渗入筋骨；乳香行血化瘀且能舒筋脉挛缩，又质黏腻而软，具有黏合诸药的物理特征。于是我用这两味药再结合倪老伯推荐的马钱子、川乌，就做成了一张通瘀消痹的药饼，每次使用时，给张阿姨贴在大椎穴处，再用艾灸熏热，助药力发散，只用了短短三天，就把她多年的颈椎病治好了。

这次外治尝试的成功，让我深刻意识到，临床以愈病为最终目的，千万不能拘泥方药而墨守成规。通过张阿姨口口相传，从此以后来庙里找我看病的人越来越多，我也尽量能扎针的绝不用药，能一两味药解决的，绝不大兴方剂。正是在此期间，逐步形成了我给人治病追求廉洁实用的风格。

张会长的妻子得了一种怪病，一到了晚上十一点就会夜卧不安，常惊叫而醒，惊醒则心悸胸闷，持久难眠。经胸透检查，

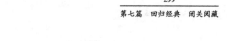

心肺未见异常，心电图及其他各项检查均未见异常。也请医生开过很多养心安神的药，都没有什么效果。

会长知道我一心学医，酷爱钻研，尽管年纪尚轻，但和那些只为求个人温饱、一家生计的普通医生不一样，就支持我到这里来闭关，对我自然很信任，于是就叫我到他家里吃饭，让我仔细给他妻子看一下。

阿姨做了一桌子好吃的素菜招待我，据说她年轻的时候也在医院里扎针灸，退休以后就在家料理家务，把里里外外都收拾得非常干净，家里有客人来，只顾干活，很少说话，整体是个非常朴实而本分的传统家庭主妇形象，只是从体质上看有些形体偏瘦，面色暗黄。

睡着了会惊叫而醒，这是一种什么感觉呢？我之前并没体会过，所以感到有些好奇地问："阿姨，您是每晚都会惊醒吗？"

"是的，每天晚上到了十二点左右就会惊醒过来，弄得我在十二点前都不敢早睡。"阿姨答道，说话柔和，表情正常，目光有神，看样子也完全不像个有病的人。

"那除此而外，您其他还有哪里不舒服吗？"

"没有，其他都正常的。"

我觉得光凭这一个症状，很难诊断，于是又问："那您能说说，惊醒的时候，是种什么感觉吗？"

"说不上来，感觉有一股气往上顶到胸膈，既像是饿极了饿得心慌的感觉，又像是什么东西钻心窝一样剧烈的疼痛。"

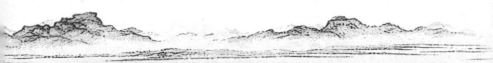

凌晨十二点，一股气往上冲，我突然眼前一亮，这不就是厥阴病提纲"消渴，气上冲胸"嘛！再查其脉弦细且关上略滑，舌尖红，舌中有些厚腻。我想阿姨一定是**素体不足，土虚木旺，肝郁失调**，痰热留于心下，以致每到夜晚子丑之时，气血流过肝胆二经受阻，心神不宁而致惊悸。

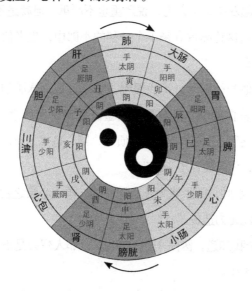

再联系《伤寒论》第 107 条：**伤寒八九日，下之，胸满烦惊，小便不利，谵语，一身尽重不可转侧者，柴胡加龙骨牡蛎汤主之。**

于是我书以柴胡加龙骨牡蛎汤加浮小麦、炒枣仁、神曲，旨在消痰解郁，养心安神。

服药当晚，阿姨的惊醒程度就此减轻，继服此方一周不到，逐渐平稳而痊愈，未再复发。

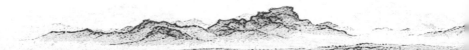

此后阿姨非常感谢我，经常烧很多好吃的，让我到家里来吃饭。

张会长更是逢人就提及最近庙里来了个刚从上海毕业的大学生，在此闭关学习，医术非常了得。他有个朋友，下肢水肿多年，晨起双脚重乏无力，说严重也不严重，但就是不能根治。听会长说起这竹林古寺来了个神秘的小郎中，也半信半疑地跑过来找我看。

我见他身材肥厚，步伐缓慢，呼吸气短，脉濡细沉迟，双尺尤甚，苔白而厚，是典型的《金匮要略》所言之"尊荣人，骨弱肌肤盛"。这种人，除了体质差，疑心也重，所以我就学喻昌议病式，先给他说了一下理：

"下肢水肿，西医认为是心源性的，源于心衰之初，下肢远端静脉回流无力造成。"

"这个我知道，医院里也这样讲。"那人想必是看过很多医生，听得不少。

"但中医则认为，人身之气，生于肾中一阳，借鼻孔吸入之天阳，历心系，引心火下交于肾，然后蒸动肾水，化气上腾，出于口鼻，循环不息。倘若一方面坎阳不蒸腾，一方面离火不下交，人体内的水就成了死水，自然沉寒下陷。对这方面中医是从整体来看的。"

"嗯，你说得挺有道理的。"那人点了点头，接着说，"那你给我开方吧。"

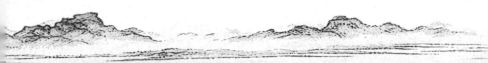

于是我就给他开了仲景肾气丸，以山药、地黄、山茱萸补阴，茯苓、泽泻、牡丹皮泄浊，然后用肉桂导心火以下交于水，用附子振肾阳以蒸动其气。

方子刚写完，还没标上用量呢，那人竟说："这方子我吃过，不好使。"

"这方子怎么个不好使啦？"

"吃了容易上火，口腔里尽是溃疡，就不想吃了。"

"那你怎么不早告诉我？"我觉得病人找我看病，起码应该把自己的就医史告诉我。

"你也没问啊，我也想看看你跟前面的医生开方有什么不一样。"他倒说得理直气壮。

合着这人看病还带考验的心理在其中，要是开的方和以前的医生一样，想必他拿回去也不会抓药，要是我这边听他反馈就大改方子，他又会更加怀疑医者的水平。

唉，现实生活中，很多人经历了久病不愈的煎熬之后，就开始寄希望于江湖，但既害怕上当受骗，又心怀侥幸渴望遇到名医，这类人慕名找到一个医生，目光里总是一半带着猜忌，一半带着对健康的渴求。在延寿寺这样的情况我遇到得多了，也渐渐变得理解，权当是行医路上的另一种修行。

我心知方证相合，服药后虚火上炎，只是下焦不通令心火难以下交肾水的缘故，于是方子照书，但嘱咐他，白天服汤药，晚上改用药渣泡脚，既能引火归元，又能活血通络。

那人见我用药不疑且施治灵活，多了几分信任，回去应该是照做了。

三天以后，他行动利索地抱着两箱雪梨大步走来，还带来了一家三代五六个病号。

秋去冬来，不知不觉，我在延寿寺一待就快半年了。

寺里的茂林修竹依旧那么苍翠，念佛机中的佛号声二六时辰永不间断，高大挺拔的香樟树直入云霄，巍然屹立于大雄宝殿前如如不动，这一切都给人以一种旷古幽远、亘古不变的沧桑感。如果不是山下车水马龙的交通传来春运热闹而喜庆的气息，我还不知道都已经快过年了，真是山中方一日，世上已千年。

刚来寺院的时候，斋堂大厨的媳妇怀孕六个月，那会儿让我摸脉看怀的是男是女，我见她肚子高隆似皮球，左寸滑数如滚珠，断言是个儿子，后果真喜降公子，现都已经嗷嗷待哺，会笑且能识人了。

天气越来越冷，我感到该回家过年了，不然赶不上春运的末班车了。

走之前，郁诗阿姨特意捎了两盒西湖龙井给我，让我带给父母尝尝，并感谢地说吃了我开的方子后，失眠、便秘、牙痛的症状都好了。

我和亮哥特意爬了一次东山。站在陡峭突兀的山顶上，可以远眺整条富春江犹如一条细长的丝带，蜿蜒盘旋，哺育着这座城市。隔着滚滚东逝水的江水，一座碧绿的小岛孤立在沙洲，我仿佛想起了几百多年前张志聪与自己的数十名学生在吕山堂集注《黄帝内经》的情景。下山回去的路上，我又想起了抗战之际，南怀瑾毅然登上峨眉山，闭关三年，潜心阅藏的故事。

记得稻盛和夫在他的书里说，人这一生至少要有一次把自己全部布施出去，清空自己的财富，清空对物质的欲求，甚至是一切固有思想所带来的所知障。在延寿寺生活的半年，我近乎体验了一次共产主义的生活，大家身和同住，利和同均，哪怕是山下居民供养的一盒饼干，一个西瓜，都会共同享用。而我则把自己所有的积蓄用于买药免费给人治病，没有私心杂念困扰，每天都过得特别自在，和周围的人也相处得特别融洽，这半年大概是我人生中度过的最愉快的时光。

走的时候，我把自己看过的医书和用过的电脑，全部捐赠给寺院，只带了两件贴身的衣物和所有美好的回忆轻轻松松上了火车。是妙缘师父的洒脱让我明白了一个道理：**人这一生，什么也带不走，唯独自己的思想，含藏在阿赖耶识（佛教术语，意即人的真心本性）里永远跟随自己。**

坐在火车上，我把自己这些年买过的火车票叠放在一起，所有拜师访学走过的路，加起来有足足五万千米，回首自己走过的路线，冥冥之中应验了罗金道长的话——"甫由寸土生，寸向寺庙寻"，但漫长的人生对于我来说，才刚刚开始，如何而甫，如何能文，还有待自己继续努力。

我感到是时候装起行囊回家了，一种久违的声音在心底呼唤，爷爷坟前的芳草在向我招手，山间阵阵清风在耳旁浮动。

游子归来 初心不改

第 二 十 九 节

百转千回去病家

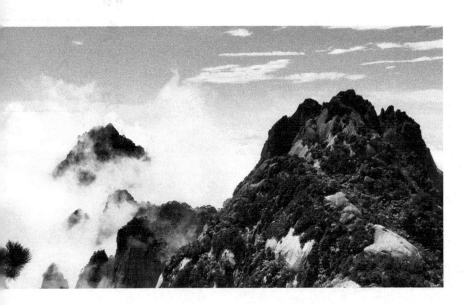

　　回家没闲几天，我就到县医院报到上班，因为我的师承关系早在两年前就已经签订好，跟诊老师熊主任和另一个王主任都是父母的好朋友，他们知道我一直在外面拜师学医，所以并没有要

求我一定要随时在医院跟诊，但回来了，还是第一时间去报到为好。

寒冬腊月之际，在外务工的人相继返乡过年，正是小县城最热闹的时候，医院的接诊量也在这几天达到高峰。

我上班的第一天，天空中下着小雪，刚到医院大门口，就看见很多人挤在中医康复科大门外边，我还以为是医闹呢，正想绕过人群从后门进办公室，只听一阵掌声之后，围观的人频呼"好，好……"

接着就是一熟悉的声音传入耳边，"谢谢大家对我们中康科的认可，我代表我们科室全体工作人员，把田女士送的锦旗收下啦，我们一定会再接再厉，为人民服务，为大家的健康服务……"

这不是熊主任的声音吗？哈哈，原来是有病人送锦旗啊，于是我也停下来围观了一会儿。

巴掌大点的小县城，抬头低头都是熟人，患者姓田，是我小学老师的姐姐，她女儿又是我们华师大的校友，其家事我还是有几分了解的。田阿姨中年丧夫，一个人把三个女儿拉扯大，还上的都是名校，极其不易，也许是太过操劳，前两年得了脑中风偏瘫，当时她的女儿还在我们大学募捐过，后来到上海和北京几经治疗也没效，只得返回老家用中医保守治疗，现在已经能勉强走动，可以站在这里给医院送锦旗了，看来我们院中康科的实力确实不小。

等人群都散了之后，我忙上前跟熊主任打招呼："熊老师，您好，我是杨博文！"

"喔，你回来啦，这两年一定在外面学了不少本事吧？"熊老师只在当年签订师承合同时跟我见过一次，没想到仍然记得我。

"哪里，哪里，只是学了些皮毛，还得回来跟您好好实践。"我说这话是真诚的，因为在整个县城，熊主任应该算是资历和实力都最厉害的了，虽不至于家喻户晓，但提到中医，往往都会想到找他开方。

"来得正是时候，这两天门诊病人太多，来帮我坐诊吧。"熊主任把锦旗交给旁边的护士，拉着我就往门诊大楼走。

"可……我还没去医务办报到呢？"我方才想起自己手里还拿着简历。

"我打电话给王大头说一声就行了，你的时间用来看病才不浪费。"熊主任挥挥手笑着说。

"好嘞！"没想到这样就把人事报到办妥了，回家闲了几天，我正好手痒，想看看病。

一到诊室，只见早已挤满了排队等候的病人。熊主任给了我一件白大褂，和他并排坐在诊桌前，我负责敲电脑开方，他负责接待病人。

按照挂号顺序，先到的是一个姓李的五岁小男孩。

男孩的母亲带着他过来，为其代诉，"医生，俺娃三个月前

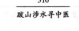

跟我在温州打工上幼儿园，一次感冒高烧去医院挂水输了几天液，烧当时是退了，可从此以后每晚睡着了就会号啕大哭，哭到满头大汗直至呕吐才能入睡，吓得我们大人是又惊又怕。"

"你们在外面没检查过吗？"熊主任问。

"有的。可俺这娃白天很正常，去医院查不出任何毛病，有的医生说可能是受到惊吓了，开了些镇静安定的药，初始有效，过后照旧一样，温州大大小小的医院我们也跑了好多，都没什么效果。后来听亲戚说，大城市的医院跑太多不好，小孩可能是遇到什么不干净的东西了，所以赶紧回来请人烧香打理了下，可还是不管用。这不，最后想来想去，只有找中医看看。"

这妇女话很多，神神道道地也问不出些有价值的信息，于是熊主任给孩子诊脉并结合腹诊，整个过程孩子都很配合，应该是医院的检查做多了，也都不畏惧了。

"六脉平和，腹软柔和，没有明显的病理指征。"熊主任说。

我看了看小孩，面色红润，二目有神，精神爽朗，确实挺正常。

记得以前我在延寿寺治过很多夜晚惊醒的病人，不过都是成年人，像郁阿姨这样肝体不足，相火升发收藏失调，寒热错杂者用乌梅丸加减；像张会长妻子那样，肝郁气滞，痰火扰心者，以柴胡加龙骨牡蛎汤加减，都能取得良效。但显然这两种情况都不符合这个孩子的病机，瞬时我也感到无辙了。

熊主任沉思片刻，又向患儿母亲问道："小孩睡着的时候反应如何，有没有爱流涎，或者磨牙的情况。"

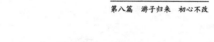
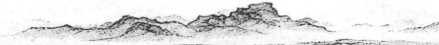

"有的，有的"，孩子的母亲连忙说道，"俺这娃喜好趴着睡，老爱掉梦口水，掉得枕巾湿了一大片。"

熊主任一听，心里明白了什么，笑着对患儿母亲说："别怕，不是大病，更不是鬼病，而是孩子脾胃不和，吃几剂药很快就会好的。"

"是吗？"当母亲的将信将疑，感觉给她儿子的病说轻了，不够重视。

"柴胡桂枝干姜汤，7剂。"熊主任也不做理会，转过头对我说道。

"好的。"我虽然尚不明白熊主任出此方的用意，但相信其中自有他的道理。于是三两下，就在电脑里把处方敲好。

柴胡 24 克，桂枝 15 克，干姜 10 克，天花粉 15 克，黄芩 10 克，牡蛎 15 克，炙甘草 6 克。

患儿的母亲见药如此平淡，心里还是不放心，似乎觉得应再开几项检查才妥，不过方已开好，熊主任嘱咐她回去先试试，后面还等着许多病人，她也只好作罢。

"你记性真不错啊，之前我让有的助手开个小柴胡汤也要翻书，你这一来，看病效率提高了不少。"熊主任在一旁夸奖道。

"哪里，哪里，我学中医也就是光磨基础，高深的都不会。"我不好意思地说道。

一个上午，我们看了三十多个病人，等到中午快吃饭的时候，诊室才有些清闲。

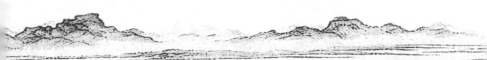

"熊主任，柴胡桂枝干姜汤是治少阳之邪不解，三焦受阻，水结火郁所致胸胁满微结，小便不利，口渴心烦的，与这孩子的怪症状有何关系呢？还请您指点。"我见人少了，就把自己的疑惑提出来，请教熊主任。

"经云：病在表，汗而发之"，熊主任说道，"患儿感冒发烧时盲目地去医院输液而退热，可以说是治不得法，过用寒凉，造成血弱气衰，邪气因入与正气相争，结于胁下，导致少阳枢机不利，气机郁结，故而烦躁不安而夜啼。"

"说起来是这样，可患儿为何白天安静如常人，只到了夜间才烦躁不安，号哭且非汗出呕吐才好呢？"

"脏腑相连其痛必下，邪高痛下故而呕吐。"熊主任又引用了一句《伤寒论》的话以说明问题，并解释说："邪高者病入少阳，痛下者土弱受乘，患儿平素脾虚，爱趴着睡且时常流涎就正说明这一点。"

话讲到这个份上，我也明白了个中道理，于是补充道："子丑之时，乃一天里阴中之阳。这小孩胁下有邪气，且脾虚导致水饮弥漫三焦，少阳之气欲伸而阴气太重，内郁化火，故惊狂不安。"

"是的，柴胡桂枝干姜汤，以黄芩清三焦邪热，瓜蒌根（即天花粉）生津，牡蛎软坚，共奏涤痰除烦之功。桂枝、干姜升

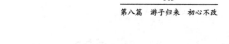

太阴气血，柴胡疏通少阳之枢轴，则小孩子体内气机升降出入正常，自然夜寐能安。"

"真是妙啊！"我对熊主任辨证之准，处方之精深感佩服，于是也把自己之前用乌梅丸和柴胡加龙骨牡蛎汤治疗这种夜晚惊狂且定时发作病的经验分享给他。

我们一致认为，六经欲解时和对冲时，是抓病机定病位的一把钥匙。比如少阳为枢，厥阴主藏，在亥子丑三时，人体气机该收不能收，欲升不能升，都会导致一系列的病证，明此规律，就能很快锁定病位在哪经。但病位是标，七情六淫致病之本，以及脏腑相乘孰先孰后，还得具体辨证，这样做到标本同抓，方能万举万应。

时近傍晚，一个病人打来电话，说自己家今天杀猪，想接熊主任及全体中康科工作人员去吃膘汤，熊主任高兴地答应了，叫我也一起去。

吃膘汤是我们当地的一种土话，也是千百年传下来的一种风俗，指的是农村每年到了冬天，会把辛辛苦苦养育一年的猪杀掉，少部分新鲜的肉以备春节期间食用，大部分吃不完的会腌制过以后留待整个来年吃。

寒冬腊月正是进补贴膘的好时节，调一盆酸辣香美的火锅，倒入刚屠宰的新鲜的猪肉，亲朋好友热热闹闹欢聚一堂，不仅肉鲜味美，气氛也非常欢快，一想到那情景，我也满心欢喜地同意一起前往。

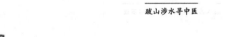

下班后，我的另一个师承师父王主任，开车带着我、熊主任，还有另外两个科室的同事，就朝着病人家出发了。

病人的家在乡下，沿省道出了城，从一处两山的夹缝中穿进去，然后顺着山路不断往山上爬，汽车开到了山顶，翻过山头，远远看见一户人家门口站了十几个人，正等候我们的到来。

下车后，主人热情地招待我们喝茶，感谢主任和几位同事在医院的照顾，说自己回来这些天，身体越来越好，都是大家伙的功劳。

不一会儿，我们就开始吃饭了。这头一天上班就跟着领导去病人家吃饭，要是换了在大城市，准得落个医风医德败坏的标签。但我知道，熊主任他们根本不是为了贪小便宜，大冷的天，驱车几十公里来下乡难道就为吃顿饭？其实他们是真愿意把病人，特别是乡下的病人当朋友，既是为了来探望其病情，也是为了照顾乡下人好客的感情。

吃饭间，主人家不断地敬我们酒，王师父因为开车不能喝，我也从不喝，所以都推辞了。熊主任则从不推杯，来者不拒，越喝越开心，看得出是一个很率真的人。

主人的儿子和我们坐一块儿，大概四十多岁的样子，身体瘦弱，面色沉暗，光顾着吃饭，沉默少言。突然间他的一个举动引起我们的注意，他大概是被什么辣椒呛到了鼻子，然后仰头欲喷嚏，可头仰望了半天，喷嚏始终没打出来。

"你是不是很久没有打得出喷嚏了？"熊主任问他。

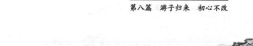

"是的，您怎么知道。"主人的儿子感到有些惊讶。

"那你是不是经常觉得没精神，困乏嗜睡？"熊主任没理会，继续问。

"啊，这您也知道！"这年轻人更是觉得不可思议。

"你们知道人为什么会有喷嚏吗？"熊主任面色红润，醉意微挂，嘴角露出慈祥的笑容，看样子今天确实很高兴。

"是由于鼻黏膜受到刺激而已。"一个同事答道。

"不对！"熊主任摇了摇头，指了下我，"博文，你说。"

"《灵枢·口问》有云：'阳气和利，满于心，出于鼻，故为嚏。'利者，流通畅达之谓也。打喷嚏应该是基于人体心阳宣通，从而发出一种猛烈带声的喷气现象，其音高亢响亮，令人头脑为之一震。这就是阴阳自和的力量，也是人体战胜疾病的征兆。"我不假思索地说道。

"那如果一个人打不出喷嚏说明什么呢？"

"《金匮要略·腹满寒疝宿食病脉证治》有言：'中寒，其人下利，以里虚也，欲嚏不能，此人肚中寒。'不能得嚏应该是中寒里虚者。"我继续说道。

"说得好，说得好！外感病得嚏，是阳气奋起抗邪，驱邪外出，是自卫的反应，甚至可不药而愈。内伤久病得嚏，则是阳气来复，得以宣布，病有转机而向愈之势。二者都是在人体阴阳自和的情形下才可能出现。"王师父也在旁边补充道。

"哈哈，对对对！"熊主任越说越开心，他举起酒杯，对主人儿子说道，"来，老弟，把这杯酒干掉，我给你出个方子，把

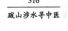

身体调一调！"

主人的儿子见大家都很开心，也端起酒杯，一饮而尽。他身材瘦弱，应该是很少喝酒，杯酒下肚，直呼辣得很，然后连呛了好几声，鼻孔里喷出好多清涕。

"这会儿舒服点了吗？"熊主任问。

"好多了。"主人儿子答道。

"嗯，你以后每天早晨用干姜 15 克，甘草 10 克，葱头、蒜头各 3 个煮水，以白酒一小杯同服。坚持半个月，等你哪天能打出喷嚏了，嗜睡的毛病也就好了。"熊主任一边吃着菜，一边说道。

"好，我一定照办，谢谢熊主任！"主人的儿子开心地答应道。

于是大家又接着欢快地吃着饭，我暗自思考着，仅一餐饭的工夫，熊主任就能从病人一点一滴的症状中捕捉到病机，可见其临证思虑之广，辨证之细。而他所开的方子，甘草、干姜温中补虚，薤白、葱白（即蒜头和葱头）宣痹通阳，白酒行药通经，全方仅一味药，四味食材，即能振奋心阳，温中散寒，宣肺开窍，调畅阴阳。足以说明其平时对仲景学说深透的研究及体会，真是阴阳掌中握，高手在民间啊！

回去的路上夜色蒙蒙，天空中飘起了雪花，道路崎岖而陡峭，车轮时不时地会在有砂粒的地方打滑一下，王师父为了排解我们对于安全隐患的担忧，连说："我这车是智能四驱，只要后轮吃空，前轮马上同时驱动，大家不用害怕。"

熊主任开着玩笑说道："我还是喜欢两腿驱动，没事的时候，我就会来这些地方走走，乡下安静。"

原来，熊主任酷爱徒步，一到了双休日就会到乡下游走，每周步行一百多千米是常有的事。

我望着车窗两旁崇山峻岭，绿树掩映，小路千回百转，纵横交错，有的指向漆黑的山谷，有的通往白云深处的人家，不远处的山腰上，依稀闪烁着几簇农户家里的灯光，一种久违的情感在内心涌荡，大山的静谧对于我确有一种熟悉的归属感。

——爷爷，我回来了！

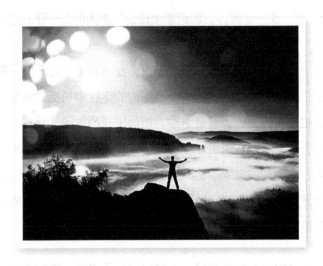

第 三 十 节

采药深山不知归

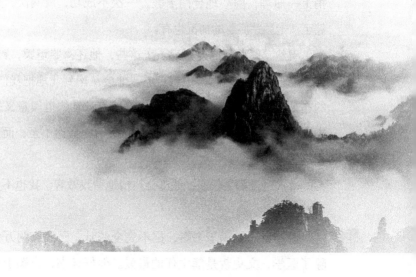

　　一个春节下来，我跟熊主任一起坐诊，看了
不少病人，熊主任对我的基础功底也颇为认可，
没过多久就允许我独立应诊，他只在一旁审方把
关。

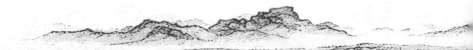

每天下班，我们会一起沿着县城河的堤岸走路回家，冬去春来，万物复苏，杨柳抽枝吐芽，河水碧波荡漾，东风拂袖擦面，黄鹂脆鸣树梢。熊主任经常饶有兴致地跟我讲起自己年轻时候学医的经历。他也是农村出来的人，每个暑假从医学院回家，兜里都会揣满卡片，漫山遍野地去识药采药，最多的时候，能辨别一千多种中草药。工作之后，为了提高自己的临床水平，除了苦读经典，他还经常去乡下走访一些有经验的村医。遇到自己治不好的病人，转而被一些目不识丁的土郎中治愈，他就捎上一瓶酒，虚心地登门求教，一次不成功，就两次，三次，甚至"七顾茅庐"的情况也有。

　　当然，熊主任的爱好远不止这些，他还喜鉴堪舆，钟于文学，酷爱徒步。有时候走着走着，他会从南到北地把我们县城的布局跟我仔细讲解一番，从一座城市设计的堪舆意义来看，中华民族的老祖宗对于后代子孙的关爱真是无微不至，而这些，长这么大我还是头一次听闻。

　　每次经过熊主任家，他都会热情地留我做客，我也不见外，有邀必应。

　　他的家里堆满了书籍，据不完全统计，已经有两万多册，除了医学，文史哲是熊主任的最爱。他好读书，也勤于笔耕，书柜里收藏着自己行医三十多年来记录的三十多本日记，有临证感悟，也有读书心得，还有随发的感想，兴致来了时，随手翻起一本，就给我朗读。

　　听同事说，熊主任虽是科室的老大，但职称级别最低，因为不会用电脑，也不爱写论文，他把上班以外的精力全部投入到生活，徒步，看书，陪妻子散步，看儿子打篮球比赛，从不和科室的人争先进，无欲无求，看淡名利，过得纯粹也潇洒。我感到熊主任是一个非常热爱生活且懂得生活的人，在他这里，我看到了生活本应有的面貌。

一天上班，我和熊主任正闲聊医话，一个中年妇女突然走进诊室，她身着破旧，面色干黄，动作扭扭捏捏，说话有些支支吾吾，问道："医生，脱发，你们能治吗？"

我和熊主任见她年纪不大，虽身体消瘦，面无花色，头发有些早白，想必也是农村生活条件差所致，但并不像有什么大病，也没脱发，于是问道："是谁脱发？"

"俺女儿……"那人有些不好意思地答道。

"你叫过来看看吧，我们也要看了病人才知道。"我说。

"娟子，娟子，进来吧。"那妇女转身朝外面喊道，原来她女儿已经来了，只是一直躲在门外。

这是一个12岁左右的女孩子，她头上戴了顶帽子，进来时一直低着头，眉头紧锁，双手扯弄着自己的衣角，人有些烦躁，鼻子里还时不时流一些黄浓涕。

"让医生看看你的头。"她母亲说道。

女孩很不情愿地摘下了帽子，只见她头发稀少成团，紧贴头皮，一些光秃的地方还有血痂和疥疮。我们感到有些惊讶，孩子见大人这样也显得更不自在。

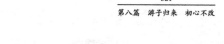

"什么时候开始掉头发的？"我问。

"两年了。"女孩的母亲答道。

"当时身体有哪里不舒服吗？"

"那会儿她经常喊头痛，我就带她去村里的卫生所开了些止痛药，吃了之后头是不疼了，但慢慢地就开始掉头发。"

"你当时头哪里痛呀，小妹妹？"我转而问那个女孩，想把当时的情况了解得更具体些。

"这边。"女孩指了指自己耳后上方的那片区域，显然是三焦经和胆经循行的地方。

"那吃了药之后，头就不痛了？"我继续询问服药后的情况。

"不太痛了，但经常会觉得头皮发痒，时不时还会长一些小疮，我就忍不住去抠，然后头发就开始掉了。"

"喔，那其他还有哪里不舒服吗？"

女孩想了想，摇摇头，似乎没有觉得哪里不正常。

"对了医生，她老爱流鼻涕，而且还是很浓浊的那种。"女孩的母亲补充道。

这个症状我一开始就注意到了，再让她把舌头伸出来一看，舌苔确有些黄腻而中厚。我和熊主任相互看了看，心中都有了几分头绪，接着又分别给女孩把了脉。

"左脉弦细，右脉滑数。"我说道。

"**肝胆湿热，风热上袭，鼻窍失宣，热遗于头，血热而燥，发失所养。**"熊主任既认同我所断之脉，也说出了和我所想一致

的病机。

"那拟从清肝火，去湿热，养血祛风的角度入手？"我问。

"再适当加一些活血通瘀之品，《灵枢·经脉》有云：脉不通则血不流，血不流则髦色不泽。"

"好的。"于是我按照熊主任的意思，给女孩处方消风散和龙胆泻肝汤加减：

> 川芎15克，当归15克，生地黄24克，苍耳子10克，土茯苓30克，黄芩15克，桃仁、红花各10克，菊花10克，泽泻10克，龙胆草6克，防风10克，蝉蜕10克，木通10克，生甘草6克。

患儿的母亲见我们对此病有了定论，也好奇地问："医生，你们说俺家娃这脱发是因为什么风啊热啊的，到底是个什么名堂，也能给俺讲讲吗？"

被孩子母亲这么一问，我可有些难为情了，是啊，中医的病机里的七情六淫如何才能跟这些普通的老百姓解释清楚呢？

熊主任打了个比方，倒是帮我解了围，他问那女的："你在家种地吗？"

"种啊，俺就是农民，不种地吃啥？"那女的答道。

"嗯，那我问你，如果你们农村给庄稼浇粪浇得太厚，会发生什么情况？"

"哎呀，这是个干活的人都知道啊，粪淋得太多，庄稼还不得烧苗啊！"

"嗯，你女儿这脱发啊，就跟烧苗是一回事儿。我们中医把

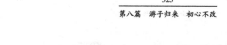

头发又叫血余，是血液生化而成。血液一般都储藏在肝里，你女儿肝内的各种代谢废物太多，影响了血液的质量，导致头顶的毛发烧苗啦！"熊主任接着说。

"原来是这么回事儿啊，您这么一说，我就全懂了。"母女俩听着都笑出了声。

一个困扰小女孩身心多年的疾病，原来就和自家种的庄稼烧苗一样道理简单，走的时候，我见到孩子脸上的表情轻松许多，我在一旁也暗自叹服，如此形象的比喻，若不是对生活细致入微地观察很难提炼得出来。

两周以后，母女俩再次来到医院复诊，女孩说自己已经不再流鼻涕了，头发明显开始在重新生长，只是头皮还有些痒。

她母亲告诉我们，家里经济困难，问能不能开点涂抹的药，不要再吃中药了。

这种情况，我不便做主，于是请熊主任定夺。

熊主任沉思片刻，然后说："这样吧，我给你开点中药，你回去煮水给你女儿洗头。"

于是提笔写下：**菊花 30 克，百部 50 克，侧柏叶 50 克，桑叶 30 克，何首乌 30 克。**

写完后，熊主任又拿起方子思考了半天，问那妇女："你们家住什么地方？"

"俺家住五峰山后面。"那女的答道。

"嗯，现在正是何首乌采摘的时节，这周末我去山里看看，

如果有的话，下次你来复诊我告诉你，这样何首乌这味药你们也不用买了。"

"好的，谢谢您，熊医生。"那天，母女俩非常感动地再三道谢，最后才离去。

周末一大早，熊主任就打来电话，让我和他一起进山寻找何首乌。

我一向对山水充满了喜爱，又正值春天万物复苏的大好时光，一听要去山里，当然高兴。

"好雨知时节，当春乃发生。随风潜入夜，润物细无声。"被细雨洗刷过的山林，烟雾缭绕，空气清新，野芳发而幽香，佳木秀而繁阴，峰回路转，林壑尤美，我们越爬越精神，畅谈着对中医、历史和生活的种种看法，把喧嚣的城市抛在脑后，踩在雨雾之下。

"博文啊，你可知**这世间的本草，其功效都在形、色、气、味、生长时节和种植环境中写得清清楚楚**。"熊主任望着满山的草木，长舒一口气，向我说道。

"喔，您能具体讲讲吗？"其实我对药性物象的研究知之甚少，小的时候跟爷爷行走游历，学到的很多东西都忘得差不多了。

"就拿这黄芪来说，其根长数尺，深入土中，得土气之厚，又中空而松窍，吸引土下黄泉之水以上生其苗叶，引水即是引气。人身气生于肾，由气海上循油膜而达口鼻，网膜上之膏油

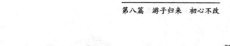

即是脾之物，与黄芪之气由根茎之松窍而上苗叶者无异，故谓黄芪为三焦油膜中药，其能拓里达表，补脾土而达三焦。"

"形质决定药性，药性寓于形质！"我总结道。

"是的，有的重于形质，有的又偏重于天时。"熊主任继续说道。

"有哪些药呢？"

"如夏枯草生于冬末，长于三春，是正得水木之气，遇夏则枯者，木当火令，则其气退谢，故用以退肝胆经之火。款冬花生于冬月，处于冰雪之中而花又在根下，乃坎中含阳之象，故能引肺中阳气下行而为利痰止咳之药。至于半夏，虽生于当夏之半，而其根成于秋时，时得燥金辛烈之气味，故主降利水饮，这些药名里都带节气，是皆得其时之妙用啊。"

"可麦冬、天门冬、忍冬、冬青，皆凌冬不凋，但药性上有所不同吧？"

"这五者皆含水津之气，能清能润，是其共性。但又以形色气味分出别性。二冬根白者入肺清金，忍冬藤蔓走经络能清风热，冬青子色黑则入肾滋阴。"

"原来如此。"我深感自然物候之奇妙。

"故论药者，或以地论，或以时论，或但以气味论，各就其**偏重者以为主，我们应该从其与大自然的相通性中去找规律，而不是从个性中去打破规律**，否则就成了钻牛角尖。"

"是的，是的。"我觉得熊主任讲得非常在理。

"比如，同样是泻火的药，黄连、黄芩、栀子、莲子、龙胆

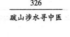

草，味道都很苦，性也都为寒，如果加以从形质上区分，就能更好地掌握它们的功效特点。"

"真是新鲜，您快讲讲吧！"我则越听越有劲。

"你看黄连之味正苦，所以正入心经以泻火。栀子味苦像心包，故泻心包络之火。连翘亦像心包，而质轻扬，味微苦则轻清上达，清心与上焦头目之火。莲子像心，而莲心又在其中，味又极苦，有似离中阴爻，用以清心中之火最为相合。黄芩味苦，中多虚空，有孔道，人身惟三焦是行水气之孔道，主相火。黄芩中空有孔，入三焦而味又苦，故主清相火。龙胆草、胡黄连味苦而坚涩，兼水木之性，故皆泻肝胆之木火。惟龙胆草根多而深细，故泻火并兼降利。胡黄连则守而不走，是宜细别。大黄味苦，形大而气烈，故走脾胃，下火更速。"

"您说得太好了！这些药，如果不是听您这么讲，我分别去记忆，可能一辈子都还是云里雾里。"我听得有些激动，由衷佩服熊主任对物象药学的体会之深刻。

"真正的医学在大自然里，只有身处大自然才能体会到医道的奥妙，本草的瑰丽。"熊主任望着迷雾渐渐散开的山顶，深吸一口气，拍拍我的肩膀，幽默地说道："加油，少年，胜利就在前方。"然后一口气冲出去好远，把我撂在后面十几米。

"对了，熊主任，您为什么非要来给那小孩找何首乌呢？"我想起今天爬山的目的。

"她们家穷，如果单用一味药去治疗她的脱发，我会选择何

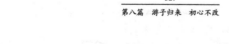

第八篇　游子归来　初心不改

首乌。"熊主任一边仔细寻找着身旁的藤蔓草丛，一边答道。

"那这味药肯定有什么特别之处吧？"我想熊主任找它肯定是有深意的。

"本经言，此药**味苦、涩，微温，无毒。主瘰疬，消痈肿，疗头面风疮，五痔，止心痛，益血气，黑髭鬓，悦颜色。久服长筋骨，益精髓，延年不老，亦治妇人产后及带下诸疾**。说说你对它功效的理解。"

"此药能**主瘰疬，消痈肿，疗头面风疮，五痔，止心痛**。我想应该是取效于其能去气血之结滞和经脉壅塞；而又能**黑髭鬓，悦颜色。久服长筋骨，益精髓，延年不老，亦治妇人产后及带下诸疾**，说明此药益血气，补虚损之功亦长。"我稍作分析，总结了何首乌众多功效的核心为补血且能祛瘀两点。

"那你有没有考虑过，为什么其主治之症迥然不同，却都能用何首乌治疗呢？"熊主任继续循循善诱地问我。

"呃……这我还真没想过。"

"找到啦，你快来看。"正当说话间，熊主任指着一崖壁下面湿黄的肥土说道，"瞧，那紫色藤蔓就是！"

只见那株何首乌藤蔓细弱，皮色红赤，新苗吐露，叶相对如山芋而不光泽。

"这株太小，就暂时不挖它了吧，不过可以告诉那家人，让她们过些时候，自己来采摘。"

"好的。"

于是熊主任就坐在这株何首乌旁，给我讲起它的药性来。

"雌雄相交，夜合昼疏。这首乌的藤蔓啊，夜则相交，昼则解，阴阳之开阖，此味全具，故又有交藤、夜合之名。**人身气血皆一阴一阳之所化也，阳为开之，阴为阖之，气血之结者，必生痈肿，头面风疮，故可借此以开为功；气血之虚损者，必少髭鬓，无光泽，又可借此以阖为功。惟开阖尽其神，而气血之生化乃得不竭**，你说此药神不神！"说着，熊主任自己都陶醉了，大自然，天工造物，真是不可思议。

我也恍然大悟，"怪不得此药可滋补肝肾，因为肝胆也是根于至阴，达于至阳，亦本开阖以行气血之生化，主管人体气机升发与收藏的两个机关。而**何首乌这味药，入于气血之源，能收能阖，血热风燥之病，既能润之发之，又能安之息之**，如果只选单味药给那女孩治病，我也首推兹味！"

那天我们在山里走了很久，熊主任给我讲了许多物象药学的观察体会，让我耳目一新，直到天快黑的时候，我们就在一座小破庙吃了点斋饭，然后又摸着石头，慢慢走下山。

熊主任和我母亲年纪相仿，他妻子又是我中学的体育老师，对我的成长经历比较熟悉，所以既把我当晚辈一样培养，又以朋友的心态坦诚相待。从此以后，每到周末，我们一有空就会去爬山徒步，建立了深厚的友谊，与熊主任相处，学到的不仅是宝贵的临床经验，还有更多生活与做人的智慧。

第 三 十 一 节

从容不迫出师考

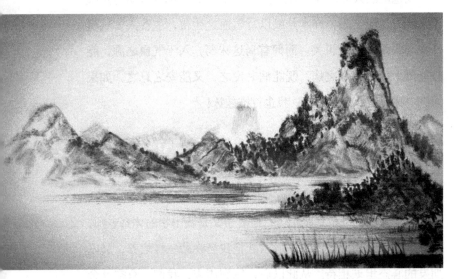

　　2017年6月，一年一度的传统医学确有专长出师考核如期举行。其实早在2009年国家就专门针对非医学院毕业的学生如何取得医师资格证，出台了相关政策，即以师承方式学习中医或者经多年实践，医术确有专长的人员，可以申请参加

中医医术确有专长人员医师资格考核。

以师承方式学习中医的，申请参加医师资格考核应当同时具备下列条件：

（一）连续跟师学习中医满5年，掌握独具特色、安全有效的中医诊疗技术方法，经指导老师评议合格；

（二）由至少2名中医类别执业医师（其指导老师除外，指导老师同时带徒原则上不超过4名）推荐。

经多年中医医术实践的，申请参加医师资格考核应当同时具备下列条件：

（一）具有医术渊源，从事中医医术实践活动或者在中医医师指导下从事中医医术实践活动满5年，掌握独具特色、安全有效的中医诊疗技术方法，并得到患者的认可；

（二）由至少2名中医类别执业医师推荐。（推荐医师要从事中医临床工作15年以上或者具有中医类副主任医师以上专业技术职务任职资格。推荐医师应当为被推荐者户籍所在地或者长期临床实践所在地的省（自治区、直辖市）内相关专业中医类别执业医师。）

这个考试每年四五月份都会和执业医师的考试报名通告一起，或先或后，由国家卫生部门，中医药管理局下达至各省市及民族自治区，所不一样的是，传统医学确有专长的考核，没有在国家卫生部门的官网发布，因为各市及民族自治区最后会根据当地的民族经济实际情况，稍作调整，再下发到县一级的卫生部门。

我就是以师承方式，在高中毕业满十八岁的时候，与我们当地医院熊主任和王主任签订了师承关系，大学期间，虽然没有待在他们身边跟诊学习，但也得到二位师父的认可，并在外地努力学习中医基础理论，大学毕业后就来到两位师父所在医疗机构跟诊实践，现在刚好五年已满，所以就报名参加了出师考核。

我报名参加考核那会儿，《中华人民共和国中医药法》仍旧未出台，所以考试内容完全参照中医执业医师考试标准，但先考综合笔试，再考临床实践，除把西医相关内容缩减掉，其考题难度并不亚于正规的执业医师考试标准。

好在从小到大各种考试我经历了不少，中医院校教材当中内、外、儿、妇、中基、诊断、方剂、中药等核心的八门课程不知道是在哪一年的哪一趟火车上早就走马观花地看过一遍，这次出师考核，我只简单地做了一下复习，就从容应战，顺利通过。

记得临床实践答辩时，我抽到的三道题分别是把脉、针灸和药性论述。前面两题只要把脉布指和辨证选穴的位置大致找对就算满分。最后一题，考官问："请论述一下大黄这味药的性味及其功效。"

我不假思索地脱口而出："大黄乃荡涤之将军也，味苦性寒，主下瘀血，血闭寒热，破癥瘕积聚，留饮宿食，通利谷道，推陈致新。"

坐在我对面左边一个年轻的考官以为我是在背书呢，继续问道："那你说说，大黄如何而下瘀血？如何而除血闭寒热？又如何能破癥瘕积聚，留饮宿食？"

得益于在延寿寺闭关期间对《伤寒杂病论》的总结，尽管临场情急之下我未能详细论述大黄之功用，但也将其各个功效略述一二，勉强答："桃核承气汤、抵当汤、抵当丸、下瘀血汤，即下瘀血者也；柴胡加龙骨牡蛎汤、鳖甲煎丸，即除血闭寒热者也；大黄䗪虫丸、大黄牡丹汤，即破癥瘕积聚者也；大陷胸汤、大陷胸丸、己椒苈黄丸、大黄甘遂汤、桂苓五味甘草加姜辛半杏大黄汤，即祛留饮者也；厚朴七物汤，三承气汤、厚朴大黄汤，即推宿食者也。"

三位考官相互看了看对方，眼神里带有些许惊讶，一位中等年纪的考官还是认为我在背书，接着问："小伙子背功不错，谈谈你对这味药自己的认识。"

我心里暗自发笑，**药物的功用哪里能背得完，最好的办法是从人体病理机制的背后，推寻与药物性味主治之间暗合的那个理，病理与药性打通之后，则一百个功效，也是那一个理，一个理，也能推出一百种主治。**

于是我简单地谈了一下自己的理解，"大黄之用，一言可以蔽之者，曰荡实涤热而已。在人体内，热与实兼者，如血瘀而闭则为寒热，腹中结块，则为癥瘕积聚，宿食不下则为燥屎；但热不实者，冲于胸上，则为渴，为衄，停于心下则为痞，为呕，滞于腹中则为胀满，所以皆可以用大黄而攻之。"

两位年轻的考官听了之后，大概觉得我说得在理，没有什么好再问的，准备提笔给我打分。

答辩至此，我也心中有数，及格肯定是没问题的。

"且慢。"正当这会儿，坐在中间那位最年长的考官突然说道，"小伙子，你能谈谈对仲景己椒苈黄丸的理解吗？这里面也用了大黄。"

坐他两旁的考官都停下了手里的笔，准备听我继续回答。我才意识到这位长者自始至终只说过这一句话，他显然才是主考官，对考核结果有决定评价权。

"您说的是《金匮要略·痰饮咳嗽病脉证并治》篇，治疗腹满口舌干燥，肠间有水气证的己椒苈黄丸吗？"我再次确认了一下。

"是的，己椒苈黄丸，曰肠间有水气。水者虚软之物，大黄能荡实不能捣虚，且泄水已有防己、椒目、葶苈，更益以大黄何为？"那位年长的考官说道。

我认为肠间有水气是此方此证的核心，懂得如何去除这肠间之水，即能理解为何会用己椒苈黄等药。于是解释："三焦者，决渎之官，水道出焉。三焦即膈膜油网，水从胃中四面微窍渗入油网，从油网入膀胱。若水走肠间则为停水腹满，水停而不行于三焦，则水不化气而津不生，是以口舌干燥。治法宜将未入肠间之水，引之走三焦故道；即停肠间之水，从肠间而下夺。"

"嗯，你接着说。"长者听得有些味道，一边点头表示同意，一边让我接着讲。

"防己纹如车辐，内黄外白，有从脾膈斡旋三焦水道之能；椒目温肾以蒸发其脾阳，除腹满而利水，犹肾气丸之有附桂，所以这两味药，是从三焦之道泻停水。"

"那大黄和葶苈子呢？"长者继续问。

"葶苈子为从肺至脾之药，利水道兼破积聚，通肺气，主治节，携肠间之停水下注大肠，辅大黄之不逮，从谷道后下。"为了避免言多必失，我只说了两点，肠间的水，一部分从三焦下渗膀胱，一部分从大肠走谷道，走膀胱的需要防己，椒目的气化；走谷道的需要葶苈子和大黄的推陈。

"仲景用大黄每谆谆致诫于攻下，体虚之人，也能用大黄吗？"考官继续穷问不舍。

"审病机而定，体虚之人，病亦有因实而成虚者，及一证之中，有虚有实，虚者宜补，实者自宜攻伐，若撤其一面，遗其一面，则虚因实而难复，实以虚而益猖，可治之候，变为不治。如鳖甲煎丸、大黄䗪虫丸，皆治因实而致之虚。既以大黄率诸飞走灵动之物以攻坚，但自于气者穷其源，以人参干姜益之，自于血者探其本，以芍药地黄济之，亦非径情直行，孟浪以投之者也。"

我以为说完了，但几位考官大概是听得入神，很久没发话，于是我又补了一句："大黄固将军，随所往而有所督率，决非卒伍卑贱之辈！"

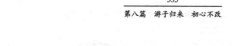

其实我最后说的这句话是一语双关，既总结大黄是将军之药名不虚传，只要制方得法，能荡实也能补虚，绝非孟浪用事之强盗。同时也挑明，我谈论了这么多对药性的理解，也不是一个卒伍卑贱之辈。

"哈哈哈……哈哈哈……好一个涤荡之将军，好一个决非卒伍卑贱之辈！年轻人，这般年纪，能学到如此程度，不简单啊！"那位年长的考官终于说话了，旁边两位也附和着连连点头，"是的，谭主任，看得出这小伙子是下了一番苦功夫的。"

"解放前，我的父亲就是一位专卖大黄末的医生。不管什么病，只要请他看，他都是千篇一律地给你一包大黄粉末。大病小病，只是分量的不同；内科外科，只是内服与外敷的不同。"那个他们口中的谭主任，和颜悦色地跟我们闲聊起家常来，现场的气氛一下子变得非常随和，我们听着他继续讲道，"卖了几十年的大黄，我父亲即成了咱们乡下尽人皆知的名医，虽说有时候也掺上一些晒干的马粪或者和点面粉算是充当分量吧，但确实治愈了很多疾病，因此我行医30多年来，对大黄这味药还是格外重视的，没想到今天遇到你，能对我们家祖上这个金饭碗道出这么多见解，真是后生可畏啊！"

说罢，谭主任又乐呵呵地笑起来。

"大黄又善解疮疡热毒，以治疗毒尤为特效之药，外敷具有很好的抗感染作用。"我见气氛欢愉，于是就把自己小时候目睹爷爷用大黄粉给杨斌治疗恶疮的经过讲了出来。

跋山涉水寻中医

"你是说你才6岁就跟自己的爷爷一起游走行医？"听完杨斌的故事，谭主任感到不可思议地问道。

"是的，我学习中医可能是先从感性认识开始的吧，到了大学以后才正式系统地学习医学理论。"我如实回答，毫无矜耀之心。

"那你对中医的感情应该很深，可为什么后来不考中医大学呢？"谭主任身旁的两个考官也好奇地问道。

"我有色弱，医学院不收。所以上大学以后就走师承，四处拜访学习。"

其实打小我从没觉得这是个什么病，不过好像一下子把话题说得有点沉重了，三位考官同时陷入了沉默，我想应该不是针对我的身体，而是这段曲折的求医经历。

"杨博文同志，社会需要你这样的中医，色弱不影响行医，你的临床实践考核成绩我可以现在就告诉你，通过！"谭主任语重心长地说道。

"这位是我们市中医院中医科的谭主任，负责这次传统医学确有专长考核的全面评审。"另外两位考官也满面笑容地向我介绍这位谭主任。

我有些喜出望外，连说了好几声"谢谢您，谭主任"，但也不敢太过兴奋，因为毕竟综合笔试的成绩还没出来。

"你把你的联系方式告诉我，等你的综合考试成绩出来我就通知你。"谭主任依旧很高兴，我也由衷地感激，自己一路上总能遇到这么多热心肠的好人。

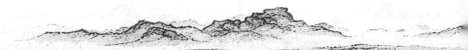

于是那天我留下了自己的手机号，欣喜地离开了考场。

一周以后，谭主任打来电话，说我的综合考试也过了，再等一段时间，传统医学确有专长的证书就会发到各县级卫生局，让我注意等候领证通知。

我把这一喜讯第一时间告诉了我的父母。母亲说这是我这么多年坚持不懈学习中医应当获得的认可，父亲说，凡事不要忘记感恩，让我打电话给所有的中医师父报个喜。

我听从父亲的教诲，与这些年拜访过的师父一一通话，感谢他们在医术方面对我无私的传授，以及行医做人上的言传身教。是他们不仅让我学会了医之仁术，还体会到了什么是医之大道。

不久之后，2017年7月1日，中华人民共和国历史上第一部《中华人民共和国中医药法》出台，这部由国家最高领导人亲自宣布颁发实施的法规，历时一年多从社会各阶层充分吸收民声建言，又历时一年多几经审议，终于在时代潮流的呐喊呼吁声中诞生。可以说这部法规里的每一句话都寓意深刻，每一个字都是给当前中医人桎梏的生存环境松绑，我每读一遍内心都充满感动，长吁好几口气，不知道爷爷早些看到这部法规，他的晚年是否会心情舒畅许多。

其中有关确有专长人员获得行医资格的法规，又对2009年的标准进行了松绑，以前是需经过出师考核后再参与国家卫生部门组织的全国执业医师统考，才能获得执业医师资格证，但

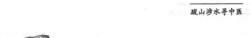

《中华人民共和国中医药法》规定，师承或确有专长人员只要通过传统医学确有专长出师考核，即可获得认可，并由国务院统一颁发行医资格证。

虽然这类人员注册行医的具体管理条例还在研讨审核。但国家中医药管理局原局长王国强在央视《对话》栏目中释义，师承或专长人员，今后获得行医资格，只需要面试考核，不需要再笔试答卷。

熊主任说，中医的生命力在民间，医院只是看病的地方，但中医看的不仅是病，还有人，还有文化与自然规律，既然我出师考核已经通过，没有必要再待在医院里消磨时间，希望我自己走出去自立门户，真正发扬中医药诊疗技术的优势，为人民服务。

亮哥一听我通过了考核，非常鼓励我走出贵州，说杭州有许多中医堂，可以随便帮我找一个地方去坐诊，毕竟那边的文化氛围要比我们这边好得多。

谭老师说，新的中医药法对研发生产中医经典名方大开绿灯，把汉方和经典古方挖掘出来自己生产，不用再到中国台湾和日本去买颗粒配方，一直是他的夙愿，所以他建议我去尊生堂和他一起研发……倪老伯、荆老师、彭主任也都各自谈了对我的期望。

怀着复杂的心绪，我再一次来到爷爷的坟前，两年前我一心只想学好中医，对于社会的大环境根本无暇关心。而现在，

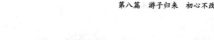
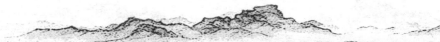

我感到中医复兴的时代就要到来，作为中医人，社会地位和经济价值定将重新被社会广泛认同，我并不担心自己的前途，我关心的是自己学医的初衷，在巨大利好政策的冲击下，永远坚守自己的初衷。

第 三 十 二 节
守志真心重上路

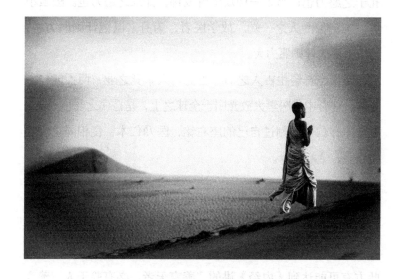

夫性命之道，本乎太极，散于万殊。有性命
然后三教立，有性命然后五伦生。故造化者，性
命之炉冶也。道学人，性命之绳墨也。医药者，
性命之赞育也。

医道实在是难矣，大矣。其义深，其旨博，

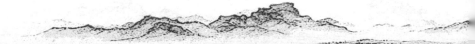

不有出人之智，不足以造达微妙。不有执中之明，不足以辨正毫厘。故而张景岳有云："修身心于至诚，实儒家之自治；洗业障于持戒，诚释道之自医。身心人己，理通于一，明于此者，必明于彼。善乎彼者，必善于斯。故曰：必有真人，而后有真知，必有真知，而后有真医。医之为道，岂易言哉。"

张锡纯讲，人生有大愿力，而后有大建树。一介寒儒，伏处草茅，无所谓建树也，而其愿力固不可没也。老安友信少怀，孔子之愿力也；当令一切众生皆成佛，如来之愿力也。医虽小道，实济世活人之一端。**故学医者，为身家温饱计则愿力小；为济世活人计则愿力大。**

并说，吾儒生古人之后，当竟古人未竟之业，而不能与古为新，俾吾中华医学大放光明于全球之上，是吾儒之罪也。

陈存仁也曾刻过自己的座右铭，医乃仁术，良相同功。立志当坚，宅心宜厚。

我的成长经历以及游学收获让我感到：作为一名传统中医，治病救人和修身养性二者绝不可偏废，致虚极，守静笃，始终积精全神地守于岐黄之术，时刻凝神定志地观照不二真心，如此方有可能达到《内经》讲的"善言天者，必有验于人，善言古者，必有合于今；善言人者，必有厌于己"。

开一间诊所，不必非得追求半日临阵，半日读书，学无常师，择善而事，卷开有益，博览为佳，必读昔贤之书，俾免离经而叛道，参考近人之说，亦使温故而知新。把治病当作修行，

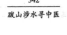

完善人格，敦伦尽分，做到人伦上的问心无愧，再把功德回向医术，一辈子做一个修行人，借假修真，真正体悟生命真谛，这样的想法在我内心逐渐形成，并无可动摇。

于是我和熊主任一起共同成立了一个工作室，名字就叫**守真堂**，其宗旨也由我们俩共同拟订，旨在把治病救人与治学弘文相结合，实实在在地为一方百姓做点长远有意义的事情，具体内容展开共有以下五项：

收集保存并整理研究民间中医古籍、孤本、秘方及祖传验方。首先在我县各乡镇村庄展开调研走访，对散存于民间的优良医学资料进行收集、分析、临床实验，反复印证，为当代各种疑难症在研究瓶颈上从民间医学这个途径中寻找突破，争取为国家医疗乃至世界医学的发展做出贡献。

实地考察我县各乡镇土壤、气候、水质等自然地理条件，结合本草种植栽培技术，因地制宜地寻找并筛选出适合于我县种植的具有较高经济价值的中草药，既种出高质量的地道药材，也帮助贫困乡镇人民群众脱贫致富。

立足中医经典，致力于传统古方、药物贴敷、制剂创新的研究，为广大医疗机构和制药企业开发新型中药提供学术研究，也为全县人民的健康之路开辟一条认祖归宗的新航线。

为我县各政府机关、教育部门、社区、村卫生室，公益性编著中医文化养生科普读物，以期促进我县中医药文化之传播，提高百姓医药养生常识，充分发挥中医防病于未然的优势，真正使中医药文化来自民间，回归民间，造福民间。

开展民间师承中医学堂，广泛从乡镇贫困地区招收有志向的青年，以传统师带徒模式培养中医后代，尤其在脉学、针灸、推拿、药物炮制、丸散膏丹制作工艺及特色诊疗技术上，独见优势。以三年为周期，力争为我县培养出一批临床辨证功底强、经典领悟能力深，愿意服务农村，服务人民的中医师队伍。

带着这份守真堂中医药文化传承工作室的成立起草书，我和熊主任来到县卫生局中医股办公室，征求相关部门领导的意见。

因为熊主任是县里少有的几个中医主任医师之一，各乡镇的医生师承或跟诊进修都要找他，而县城里几所人民医院的西医科看不好的病如果要找中医会诊也是首先找他，卫生局很多办事人员还在医学院读书的时候对他的大名早就如雷贯耳，跟着他去卫生局，自然是一路绿灯大开。

中医股的一个主任告诉我们，这样的民间组织县里之前从未有人申请过，从政策的趋势来看，他们肯定是百分之百赞同，让我们先做起来，他再到市里面看能不能争取到项目资金资助。

虽然这个主任嘴里所说的政府补助从此再也没找到过我们工作室，但这并不是我和熊主任所关注的，朝着我们自己拟定的方向，我们一点一点地埋头向前走。

我给工作室写了一副对联：

上联是：承祖业济苍生不务名利守拙志。
下联是：启轩岐穷医理探赜索隐真性情。

回想自己从六岁起就跟着爷爷负笈行医，四处云游，转眼已是十八年过去了，生命就像轮回，春夏秋冬，永远更替，每个人来到这个世间都带着使命与自己的责任，只有把自己的使命完成好，这循环的生命才会显得更有意义。

守真堂既是我人生的一个新起点，又是对爷爷行医济世的传承，与其说是我创立了守真堂，不如说是守真堂赋予了我生命接下来的意义。

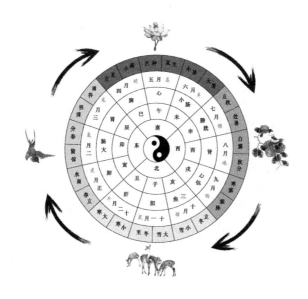